suncolor

suncolor

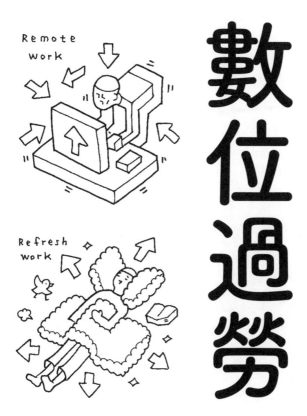

數位過勞

睡眠專科醫師的56個休息提案
修復 online offline 切換倦怠

精神科醫師・睡眠專科醫師 西多昌規＿著 呂盈璇＿譯

suncolor
三采文化

／前言／

數位過勞時代已來臨

二〇二〇年新冠疫情席捲全球後，遠距工作、異地辦公等新型態的工作模式一夕之間闖入大眾生活。儘管日本政府幾年前便開始推動工作生活平衡及勞動方式改革，然而在疫情升溫的推波助瀾下，更加速企業導入遠距工作的意願。日本在經歷第一次緊急事態宣言後的自肅（自我約束）期間（二〇二〇年四月七日至五月二十五日），**即便不是完全不進公司辦公（Full Remote），也帶動不少企業調整成彈性進公司上班，或進公司跟居家工作各半的混合模式**。

意指不必進公司工作的「遠距工作（Telework）」、「異地辦公（Remote Work）」其實已存在很長一段時間，並非新詞。

「Telework」一詞是結合兩個英文單字「tele＝在遠處」與「work＝工作」創造出

的名詞。醫療領域中的「遠距醫療」英文即為Telemedicine。Remote Work則源自於「remote＝遠端、遙遠」、「work＝工作」的組合，字面上解釋為「在遠方工作」，意思幾乎與Telework相通。Telework一詞早在一九七〇年代就已經存在，Remote Work感覺比較有現代感。此外，Remote Work還帶有運用商業聊天、SNS社群媒體等資通訊技術（ICT:Information and Communication Technology）的意味。

根據疫情爆發後近期的數據顯示，目前全日本有百分之二十九點六的企業表示「已經引進」或「計畫引進」（二〇二〇年五月二十九日發表，日本總務省通訊使用趨勢調查）。以東京都為例，針對一萬家員工規模三十人以上的企業進行調查，「已經引進」的企業占百分之五十七點八，「未來計畫引進」的有百分之十六點四（二〇二〇年九月發表，東京都產業勞動局遠距辦公引進現況調查），可見導入遠距工作的比例大幅增加。上述都是二〇二〇年的調查，今後的趨勢或許會改變，但可以肯定的是即使疫情結束，遠距工作也成為主流的工作模式之一。

在我執筆的當下，遠距工作已為我們的生活帶來各種巨大的影響。除了我個人很有感之外，我也同時感受到疫情對於與我生活周遭的學生、醫護人員、患者的強大影響。

免去上班、上學的通勤後，時間比較輕鬆，不必要的會議也減少了，還多出許多與家人共處的時間，這些都是遠距工作帶來的好處，拜這些好處所賜，這波遠距工作潮儼然已成為「回不去了」的職場常態。

然而，遠距工作衍生出諸多令人無法忽視的缺點也是事實，其中最常聽到的，無非是**遠距、線上工作後產生的數位過勞**。

我常聽到有人抱怨**為何都不常進公司，只是在家上班居然還是莫名覺得累，疲憊感甚至更勝以往**。另外，覺得自己得了「新冠憂鬱」的民眾也越來越多。

以下列舉出遠距工作後容易產生的「數位過勞」，幾乎都是我與身邊友人的親身經歷。

- **運動不足、坐整天**▼肥胖、腰痠背痛
- **眼睛疲勞**▼眼睛痠澀、眼冒金星
- **工作上遇到困難無法直接詢問**▼工作起來不順手，容易感到心煩意亂
- **工作時得顧慮家人，相互干擾**▼與家人間的關係產生摩擦
- **注意力渙散、專注度下降**▼工作時忍不住滑手機，家中誘惑多容易分心
- **沒有明確的分界，工作沒完沒了**▼少了出門上班，住家搖身一變成為二十四小時工作場所

當然不只這些，應該還有其他未提到的數位過勞。

這些因為遠距、線上而產生的數位過勞，另一個特徵就是個人的感受差異極大。畢竟大家的工作內容不一樣，家庭結構也不同，即使發生相同的事件，其影響也並不適用於每一個人，這種狀況更不侷限於疫情。

或許有些人會覺得「我又沒在遠距工作！」但未來的世界沒人說得準。眼下那些非得面對面才能做到的工作或作業程序，都有可能轉換成線上完成。建議各位都

該有心理準備，沒有人可以將遠距工作、線上作業置於事外。我們都身處在數位時代，必須學習與這些數位過勞和平共生。

我將與讀者一同**探究疫情時代下數位過勞的種種成因**，**學習緩解這些壓力「休息術」**。期待本書能提拱各位在後疫情時代的生存法則，那將是我無上的榮幸。

Chapter 1

壓垮身心靈的數位過勞

Chapter 2

重整你的混亂作息

Chapter 3

排除線上工作的孤獨感

Chapter 4

數位過勞下的休息術

Chapter 5

跨越不安與憂鬱

Chapter 1

壓垮身心靈的數位過勞

修復長時間連線產生的壓力與腦疲勞

視訊會議為何這樣累？

◆新型會議工具的優缺點

相信大家都知道 Zoom、Google Meet、Microsoft Team 等線上視訊會議及溝通用的軟體。這些在新冠肺炎疫情爆發前聽都沒聽過的會議工具，現在我幾乎天天離不開它。

最具代表性的線上視訊會議平台 Zoom，二〇一九年全球每日活躍使用者數（Daily Active Users）約有一千萬人，但到了二〇二〇年四月暴增近三十倍，每日與會者（Daily Meeting Participants）據傳已突破三億人[1]。在二〇二一年的現在，使用者數量更是龐大。

線上視訊會議工具儼然已成為現代生活中不可或缺的要角，我的工作型態也因為它，產生巨大的轉變——再也不必風塵僕僕地花兩小時通車，只為了去學校開會，實在很省事。彼此協調開會時間時也相當方便，好處真的很多。居家辦公的時候，上半身我會儘量穿得體面些，但畫面看不見的下半身，只要穿件短褲或運動褲就能上線開會，這全都要感謝這「嶄新的生活方式」。

線上視訊會議工具在疫情下有其必要性及便利度，故得以迅速普及。然而，使用這些工具與人對話或開會的溝通品質，實在無法達到和實體會議一模一樣的效果，大多數的人對於視訊會議都有股說不上來的違和感。

二〇二〇年，美國開始流行「**Zoom 疲勞（Zoom Fatigue）**」一詞，意指使用者對視訊會議不對勁的感受，所引發的疲勞和倦怠感。

① 二〇二〇年四月二十二日，Zoom 於該公司網路部落格宣布每日活躍使用者數（Daily Active Users，不重複計算用者人數）突破三億，又於一週後的二十九日修正為每日與會者（Meeting Participants，可重複計算人次）達到三億，但未公布每日用戶數的實際數字。

如果要說究竟是哪裡不對勁？大家可能會馬上想到**電腦螢幕上成排的與會者臉孔、影音無法同步的對話**等等，這些狀況在線下會議時確實不會發生，但仍不足以解釋 Zoom 疲勞的具體成因。

◆視訊會議帶來的五種疲勞

視訊會議其實包含了多數人未曾意識到的，**令大腦跟身體疲累的種種要素**。

目前，世界各國有關視訊會議工具對身心影響的研究也才剛起步。或許仍須等待新的研究結果出爐，才有辦法思考各種相關因應對策。

但是按照我個人的分類方式，我將形成視訊疲勞的原因，區分為五類：①**影像疲勞**、②**聲音疲勞**、③**認知疲勞**、④**身體疲勞**、⑤**社交疲勞**。要將每一項拆開來看或許有其難度，因為各項成因互相連動、影響，也是視訊會議疲勞的特徵之一。更有可能的是，未來或許會發現這五大原因以外的其他要素。

以下，我們將逐一檢視訊疲勞的五大成因。

影像疲勞：視訊疲勞的最大關鍵

◆線上vs.線下，頻繁切換後的壓力

應該已經有不少人習慣於每開視訊會議，電腦螢幕上就有一整排與會者臉孔並列的景象。而在我們談論「Zoom 疲勞」時，最易理解的莫過於「影像疲勞」。

「**線上線下，虛實之間的不協調**」，看起來好像理所當然，但這正是影像疲勞的關鍵字。不協調的原因有下列幾個，我們逐一往下看。

首先，就是螢幕上與會者的臉。如果是線下的實體會議，我們可以偶爾轉頭看看周遭環境，或是翻閱手邊資料，暫時將視線移開。但在視訊會議時，那麼多張臉

擠在一個螢幕畫面裡，而且是在同個時間映入眼簾。**一次得同步讀取那麼多人的面部表情，是件相當費力的苦差事**。

如果把畫面切換成只鎖定發言人的放大畫面，那問題是不是就可以解決了呢？似乎也沒有。史丹佛大學傳播學系教授傑瑞米・拜爾森（Jeremy Bailenson）曾發表多篇關於視訊疲勞的論文，他指出**視訊會議中被放大的細部表情，會讓看的人下意識產生一股壓迫感及恐懼感**。這當然不是發言者的個人意願，因為被放大的當事人也不一定舒服。

腦科學領域的最新研究顯示，人在實際面對面跟透過螢幕看到人臉時，大腦對應「親近感」的活動程度會有差異。德國耶拿大學研究團隊為了調查親近感在大腦內部產生的訊號變化，曾讓受試者在觀看各種不同表情的前跟後，以腦波測量受試者的大腦活動。結果發現，「親近感」與見到人臉約四百毫秒（零點四秒）後所顯現的腦波訊號強度有關，而實際面對面的腦波訊號又比視訊更加強烈。

視訊會議上可辨識親近感的神經網絡，不如實際見面來得活躍。「線上飲酒會」之所以會退燒，或許也是因為視訊無法讓人產生親近感的關係吧。

其問題就在於**可以一次秀出多數人臉孔的視訊畫面，沒辦法充分傳達臉部表情、語氣音調、肢體語言等非言語溝通要素**。事實上，非語言溝通因素在我們日常生活的對話中，扮演了協助溝通順暢的重要作用。

一想到這，不免想到原來線下會議時，「周遭訊息進入視線」這件事是這樣地重要。坐在辦公室與同事一起工作時也是，昏昏欲睡的上司、對工作內容困惑不已的下屬……種種景象盡收眼底。這類包括當下的周遭環境、整體氣氛等非語言因素能讓對話更熱絡，還能凝聚成員之間的向心力並提升合作的協調性。

而我剛剛列舉的非語言因素，尤其會對負責讓會議順暢進行的人帶來壓力。再者，**與線下會議最大的差別在於，視訊會議時與會者之間的互動少之又少**——線下會議可以與隔壁的人小聲討論，但在線上就只能互敲訊息了。

畫面切換的不同步、停頓也是令人煩躁的根源。稍後探討的「聲音疲勞」也有同樣問題，**這種微妙的時間差，破壞了人與人之間的自然溝通**。

◆就這樣做吧！適時切換視訊版面

消除影像疲勞最簡單的辦法，就是關閉畫面。但，也不能是自己擅自關閉畫面啊，最好是內部先協調好，會議進行一段時間後允許與會者關閉鏡頭，或穿插中場休息時間，**縮短必須一直面對鏡頭、盯著螢幕、大眼瞪小眼的時間**是必要的。我在大學線上授課時，都會鼓勵學生在課程中關閉鏡頭十分鐘。在許可範圍內，也盡量給予學生自由關閉鏡頭的選擇。

掌握鏡頭關閉與否的選擇權，也是消除影像疲勞的關鍵。Zoom 提供可瀏覽全體與會者的圖庫檢視（Gallery View），以及將發言者切換為大格視訊視窗的目前演講者（Speaker View）模式。這些視訊會議工具雖然會自動切換模式，但突如其來的畫面切換很容易帶來壓力。因此，視需求自行手動切換也是個不錯的對策。

但話說回來，若要像開手排車那樣不停的手動換檔，其實挺累人的，理想上還是事先協調關閉畫面的時間比較好。如果做不到，或許可以試試接下來要介紹的方法，減輕一點「腦疲勞」吧！

「20.20.20」法則，有效舒緩眼睛疲勞

◆躲不掉的乾眼症及眼疲勞

很多人原本就習慣盯著電腦跟手機，疫情爆發後，面對面談話的機會減少，又因為遠距工作，盯著數位裝置的時間越來越長。七〇年代個人電腦問世，當時將這種長時間使用顯示器所引起的疲勞稱之為「VDT症候群（Visual Display Terminals，視覺顯示終端機）」，引發不小的社會問題，然而彼時的狀況與現在已經不能相比。

視訊會議或線上工作長時間緊盯電腦、手機螢幕，對眼睛的刺激自然不在話下，也躍升成乾眼症最主要的罹病原因。資料顯示，**眼睛專注盯著螢幕時，眨眼次數竟會降至正常值的一半以下**，眼睛睜開的時間拉長百分之五十，更加速了淚液蒸

發，眼睛乾澀是必然的結果。

一般的「眼睛覺得累」只需要稍微休息，好好睡一覺就能恢復，因為那只是「眼睛累了」。但如果都已經**充分休息或睡眠後，依舊無法緩解疲勞的重症狀態，病理學上稱為「眼睛疲勞」**。這已經不只是眼睛覺得累，甚至會伴隨頭痛、神經痛、噁心想吐或失眠等其他症狀。為了避免這種狀況，在使用數位裝置工作時間越來越長的現代，養成護眼的習慣十分重要。

另外，現在的數位裝置螢幕，與一九七〇到九〇年代時的CRT（陰極射線管）顯示器及LCD（液晶）顯示器不同，目前大多是LED（發光二極體）顯示器。LED會發出含四百六十奈米波長的藍光，藍光經由視網膜進入大腦，作用到掌管生理時鐘的視交叉上核。若夜晚還暴露在藍光下，將導致睡眠品質變差。

藍光擁有比其他不同波長的光線更強的能量。**長時間接觸藍光，眼部肌肉會為了縮小瞳孔過度收縮，不僅會眼睛疲勞，還可能引發頭痛及肩膀僵硬等不適症狀。**

◆每二十分鐘就移動視線

要有效緩解線上工作的眼睛疲勞，建議養成美國眼科學會推薦的護眼習慣**「20．20．20法則」，每用眼二十分鐘穿插二十秒的休息，並將視線離開螢幕，看向二十英呎遠的地方。二十英呎大約是六公尺，對於不習慣英制單位的我們，調整成「20．20．5」應該會更好記憶。**

長時間盯著電腦螢幕時，每二十分鐘就將視線移開螢幕——這樣的緩衝對舒緩眼睛疲勞非常重要。建議在螢幕旁貼張寫有「20．20．5」的紙條，就不會忘了。

或許有人會說「可是五公尺遠的地方沒什麼好看的欸……」其實，**不必執著於五公尺，轉頭看看書桌四周或是周遭的環境也不錯**。研究顯示，**擺盆漂亮的觀葉植物或放上家人、心愛寵物的照片，都有助於調節自律神經（＝讓人容易放鬆）**。把自己喜愛的療癒小物擺放在平常的工作空間裡，不但能自然實踐「20．20．5」護眼法，還可同步平衡自律神經系統。

濾藍光眼鏡可以降低造成的傷害，這樣就能夠持續工作，也毋須移開視線，非常方便。我工作時戴的老花眼鏡就有濾藍光的效果。不過，美國眼科學會的系統性文獻回顧（Systematic Review，證據等級較論文高）指出，濾藍光眼鏡的效果有限，幾乎是沒有效果可言。

日本眼科學會、日本眼科醫會、日本近視學會、日本弱視斜視學會、日本小兒眼科學會及日本視覺矯正師協會等六大協會，甚至公布孩童使用濾藍光眼鏡不但毫無效果，還會對大腦及身體發育產生不良影響。看來，還是別太依賴濾藍光眼鏡，**多讓眼睛休息**才是最實在的護眼方式。

聲音疲勞：影像與聲音的時間差

◆聲音不同步、發言重疊帶來的不適感

視訊會議最常發生的狀況，就是影像與聲音的時間差，例如對方的聲音影像不同步，或聽起來慢半拍。雖然心裡明白線上會議就是這樣，也知道要有心理建設，說服自己別太在意、應該不會有大問題。但，就是這樣微弱到讓人覺得不該在乎的聲音不同步，會對溝通產生極為不良的影響。

柏林工科大學凱特琳・荀白克（Katrin Schoenenberg）博士指出，**時間延遲一旦超過一千兩百毫秒（一點二秒），不只有礙對話，還會削弱人們對談話內容的專注力、理解力，以及對對方的親近感。即使時間只是延遲一秒多一點，就可能令人**

不想，甚至無法再繼續聽對方說話。

另外，聽到與會者的同時發言也會讓人感覺奇怪。雖然線下會議偶爾也有這樣同時搶話的狀況，但是只要觀察對方的臉部表情就沒啥問題。可是，視訊會議的情況不一樣，**必須彼此禮讓發言順序；不斷重複的聲音重疊，都會讓與會者感到不耐**。

反過來說，**視訊會議時陷入漫長的沉默，也同樣令人不舒服**。我自己的線上課程也是，如果課堂上拋出問題給學生，卻無人回應，空氣中飄盪著一股尷尬感。線下會議一片死寂固然也是沉悶，但這種情況到線上只會更嚴重。

再來就是一時失察，忘了取消靜音鍵，導致與會者聽不見自己的發言，或是忘記按下靜音鍵，讓與會者聽到一堆與會議無關的碎嘴閒聊，這些情況都不罕見。線下線上並行的混合型會議，嘶嘶嘶、嗡嗡嗡的音頻噪聲同樣令人不快，若是怎樣都無法避免的雜音，著實令人心煩氣躁。

◆善用靜音功能有效降低疲勞感

聲音不同步雖然可以仰賴科技解決，但偶爾還是有無計可施的時候。這時只能學會不過度依賴聲音，改用聊天或LINE等文字訊息以彌補視訊會議的不足。個人認為**單憑影像及聲音，要做好線上溝通並不容易**。

不妨熟記這些科技工具的使用技巧，如果你是會議主持人，可以一次把所有與會者設為靜音。基本原則就是按下讓聲音進不來的靜音鍵，只有要邀請對方發言時才請對方取消靜音。

靜音功能是緩解視訊會議疲勞的重要工具。美國老道明大學研究團隊發表的論文指出，**頻繁切換靜音開關鍵發言的疲勞度相對較低**。全程保持無聲無息的會議或許看似輕鬆省事，但事實上你能明顯感覺到保持沉默遠比說話要更累。

音訊切換的快速鍵非常重要，只要掌握好技巧，你就能減輕不少壓力。**使用Zoom時，如果想暫時解除靜音發言，只需長按空白鍵**。將音訊靜音／取消時，

Windows 系統只需按下 Alt ＋ A；Mac 系統則需按下 Command ＋ Shift ＋ A。

請學習善用快速鍵，視訊會議前把操作方法抄下來貼在螢幕旁，時間久了越來越熟悉，手指自然會做出反應。

弱化注意力的線上會議與多工任務

◆連續的多工作業有害大腦

視訊疲勞累的不只眼睛跟耳朵，對大腦的負擔也很大。

這點其實不難理解，眼睛是經由視神經將影像投射到視覺皮質層，耳朵則透過前庭耳蝸神經（又稱聽神經）將聲音傳輸到聽覺皮質層。雖然看字面會覺得「眼睛疲勞」是眼睛的問題，但實際上也是一種大腦疲勞。

更慘的是，**視訊會議特有的腦疲勞，原因就出在開會時的注意力渙散、經常分心，或是想專心也沒辦法專心**。光是影像與聲音的不同步就足以逼迫大腦費心去認知，有時還得應付傳送到手機的訊息？老實說，我自己在視訊會議時也經常會分心寫封電子郵件，或趕個文件，儼然處於同時處理兩件以上工作的「多工」狀態。除了上述狀況，再加上手機各種通知音效干擾，別說「本業」該專注的會議了，連偷時間做的「副業」也顧不了。

智慧型手機問世後，現代人的多工任務更是變本加厲。多工任務的不良影響已被探討太多，**重度多工工作者特別容易受到不相關的刺激影響，工作出錯率不但高，效率也差**。注意力一旦分散，大腦的「工作記憶」，意即對事物暫時性的記憶及思考工作處理順序的能力會變弱。

英國薩賽克斯大學的研究發現，邊看影片邊開視訊會議、上網或頻繁更換使用電腦、平板、手機，都會使大量神經元聚集形成的大腦灰質密度降低。

假設工作到一半，必須接一通突然打來的電話。若手上的工作非常重要，掛了電話後通常不太會忘記剛剛所做的工作進度；但若是重要程度一般般，也許就得從頭開始思考如何繼續，造成額外的能量消耗。要是重要程度很低，搞不好掛上電話就忘記這回事。

現代人就算不接電話，也會因為頻繁接收電子郵件或社群媒體通知等，迫使我們中斷手邊正在進行的工作。

◆圖庫檢視很煩，演講者檢視壓迫感太大

這點其實也與影像疲勞有關，**「看到自己的臉出現在螢幕上」是個潛在壓力**，只要不是自我意識過剩的自戀者，看到自己的臉不斷出現在畫面裡，都會比看別人的臉更不習慣，也更在意。

網路大國韓國就有研究團隊指出，上傳**自拍照到社群媒體的行為，與社會敏感度過度增加或自尊心低落有關**。背後的成因當然有很多，但是在ＩＧ上透過按愛心數，就能知道自己受不受歡迎，**與他人相比的社會比較就發生了**。

前面影像疲勞曾介紹「圖庫檢視」及「目前演講者」帶給大腦情緒上不同的刺激。**許多張臉孔並列的圖庫檢視會讓人 Distressing（痛苦厭煩）；演講者檢視則會產生 Threatening（威脅感）等情緒上的變化**。

因為視訊會議而產生的大腦疲勞，只要透過影像及聲音的應對，就能獲得改善。但是分心或無法專注，就必須靠自己克服。儘量避免在視訊會議時分心做其他事，若是真的無法避免，建議至少將手機調至飛航模式或收進抽屜裡，在可能的範圍內減少多工任務。

上半身前傾的風險：又沒勞動怎會這麼累？

◆新世代國民病——腰痛、簡訊頸

據說每四個日本人，就有一人有腰痛的困擾。遠距工作時，若不注意姿勢、辦公桌椅等的工作環境，很可能會帶來腰痛等麻煩的身體問題。對一般人來說，除非經濟條件很有餘力，不然是不會在家刻意準備工作專用的房間或專業的辦公桌椅。大部分的人在家工作都是以餐桌代替辦公桌，或是在家具量販店或網購，買些堪用的基本配備。

但是要提醒大家，居家工作的環境自然不比辦公室裡專用的桌椅，**不當姿勢或坐太久更容易引發各種身體不適**。

遠距工作不益於身體的理由還有一個，那就是多數人都是使用筆記型電腦。用筆記型電腦，很容易因為低頭而形成身體前傾的姿勢。為了看清楚螢幕，找到適合的視線角度，人很容易彎腰拱背，換句話說「簡訊頸」就會找上門。

簡訊頸是指原本應該有微幅曲線的頸椎，因為長時間呈現低頭前傾的姿勢，導致頸椎排列變得僵直。聽到頸椎排列變直，有些人還直覺以為是好事，但其實理想的頸椎弧度應該要有曲線。**僵直的頸椎不只會引起疼痛，還容易引發肩膀痠痛或頭痛等全身性的不適**。

再加上低頭前傾時，頸部必須隨時支撐頭部的重量，脖子到肩膀的肌肉被迫過度延伸，肩頸僵硬真的只是剛好而已。

◆視訊會議是錯誤姿勢的溫床？

視訊會議有個更大的問題——姿勢。

各位不妨回想一下自己在視訊會議時的姿勢。基本上，只要沒有在處理工作，一般人的坐姿都是越坐越散漫。是不是會整個人往後仰靠在椅背上，沒一會又換姿勢，整個人趴在桌上呢？

或許有人覺得視訊會議時身體還是需要動作，比起單純坐著處理文書工作要好一點，但**這種「往後仰靠」的姿勢正是腰痛的元兇**。往後仰靠的姿勢會使腰部及背部肌肉向下塌陷，這兩個部位的肌肉必須保持啟動狀態，因而**引發頸部到腰部的損耗及疼痛**。此外，這種姿勢還會對椎間盤造成壓力，椎間盤被擠壓出來壓迫到神經，引發「**椎間盤突出**」。椎間盤突出不止會腰痛，還可能伴隨從大腿、膝蓋以下，一路延伸到腳的麻痺跟疼痛，是種非常不舒服的疾病。

介紹大家一個非常簡單的辦法。建議使用筆記型電腦工作的人，**在電腦底下墊**

個箱子，加高螢幕位置，可以更靠近正常的視線高度，只要一個小動作就能大幅改善姿勢。根據長年幫我整脊的脊骨神經治療師伊藤友圓的說法，以前就很流行把電話簿墊在電腦底下代替增高架。

能使用桌上型電腦工作當然是最理想的，不過得再花錢，還要有空間。我也是用筆記型電腦居家工作，目前的專用支架是網購來的。螢幕一架高，姿勢便可以有效改善。這個周邊的單價合理，還沒用過的朋友請務必試試看！對了，增高架還有個意外效果——能調整光線角度，讓自己在鏡頭前看起來更上相。

站立式工作桌，減少黏在椅子上的時間

◆數位時代的工作，「黏在椅子上」的時間大增

前面提到，「姿勢」是遠距工作時造成身體疲勞的原因，但其實只要長時間坐在椅子上，無論姿勢再怎麼正確，都會對身體有負擔。

各位是否算過一天當中坐著的時間有多長？根據二〇一一年「世界二十多國日常生活中坐著的時間」的調查結果指出，**日本與沙烏地阿拉伯以一天四百二十分鐘（七小時）的數字，並列冠軍**。疫情爆發後線上工作更普及的現在，每天坐著的時間恐怕只會拉得更長。

當大家都在公司時，有事需要開會，我們會往會議室移動；需要和其他部門協調公事，還有機會走走路、上下樓梯，稍稍活動一下。

但在家裡，頂多起身就是去上廁所或是開冰箱拿飲料，很容易變成在房間的椅子上坐一整天。即使到了晚上，多數人也是坐在椅子上網或看影片。

坐太久、黏在椅子上，英文會說「Sedentary」，意指久坐不動。無論坐著有多舒服，屁股下的這張椅子有多厲害，一直坐著的生活，對健康或工作效率都是百害而無一利。這世界上沒有一種坐姿可以保證你永遠不腰痛。

◆久坐不但影響效率，還是萬病之源

黏在椅子上的時間越長，越容易對健康產生各種負面影響。

澳洲雪梨大學研究團隊在分析四十五歲以上共二十二萬人的數據後，發現一天坐十一個小時以上者的總死亡率，比一天坐不到四小時者高出百分之四十。京都府立醫科大學研究團隊耗時八年追蹤六萬個日本人，並於二〇二一年公布結果，研究顯示白天坐著的時間每增加兩小時，死亡率就增加十五個百分點。其他研究報告還指出，每增長一小時坐著的時間，罹患癌症死亡的風險就上升百分之十六。關於久坐研究非常多，各項結果都指向久坐對健康有害。

在上述背景下，近年來讓人站著工作的「站立式工作桌」越來越普遍。有些品牌價位很合理，還可以直接上網購買。但是不要誤會喔，不是「持續站著工作，就能獲得健康」。

我的同事，同時也是全球研究關於久坐與健康的權威，早稻田大學運動科學學術院岡浩一朗教授告訴我，**站立式工作桌最大的優點在於，使用者會被迫自動做「深蹲」**。

因為坐著很輕鬆，所以可以長時間一直坐著；但是持續站著，感覺跟在學校被體罰很像。然而，**在日常生活中站著，通常會自動帶入拿取高處物品、走動及彎身蹲下等動作。這些動作不只增強下肢的血液循環，還能保持肌力，消除久坐不動的負面影響**。

坐太久、久坐不動對健康的壞處顯而易見，但「一直站著比較好」也是另一種謬誤。若能藉由使用站立式工作桌，增加或站或坐等活動的頻率，即使是遠距生活也更容易保持健康。

女性比較容易 Zoom 疲勞？

◆視訊會議特別讓女性累

我在大學有堂線上課是安排在早上第一節，即使線上課程看電腦不像上實體課程那麼明顯，但是剛爬出被窩的人、看起來睡眼惺忪的人、鬍子沒刮就來上課的人……從學生表情、穿著，就感覺得出他們還沒進入狀況。

男生平常可能很在意髮型，線上課程時就隨便許多。但女生就不是這麼一回事了，我發現很多女生對在人前展現素顏十分排斥。

「女性是不是更容易在視訊會議上，感受到更多的額外壓力？」對於這個疑問，我也是在線上教學的過程中隱約有察覺到，**女性確實更容易出現視訊疲勞**。

史丹佛大學研究團隊投稿至 Open Access（開放存取）資料集的一篇論文，指出女性比男性更容易出現「Zoom 疲勞」。研究團隊以名為「Zoom Exhaustion & Fatigue（Zoom 疲勞度）」的專案，調查一萬零五百九十一人使用 Zoom 後對身心的影響。男性的 Zoom 疲勞度平均為二點七五分，女性為三點一三分，研究發現女性比男性的疲勞度多出百分之十三點八。

分析關鍵因素後發現，原因出在久坐、整個人被迫呈現在畫面裡的束縛感，以及欠缺面部表情等非語言溝通要素，也就是所謂的「**鏡子焦慮（Mirror Anxiety）**」。

「鏡子焦慮」是什麼呢？

◆「臉一直出現在畫面裡」真是壓力山大

正如 Zoom 視覺疲勞的章節中所述，**視訊會議時不斷看到自己的臉出現在畫面裡，造成的壓力遠比你想像中還要大**。你或許認為自戀的人應該可以沉溺於攬鏡自照，愉悅得很，但事實跟我們想的不一樣。他們一邊檢視著畫面裡的自己，內心不自覺地出現厭惡的聲音「好像不夠好？」、「距離真正的帥還差多了！」、「這妝會不會太濃了？」卻還要繼續開會。

視訊會議不比拍紀念照及錄電視節目，有造型師、髮型師幫你打理造型，或是幫忙打蘋果光讓你更上相。電腦的鏡頭都是由下往上拍，看起來就顯胖，一不小心還會有雙下巴、大餅臉。

視訊會議時，實在是有太多因素不利於自己呈現在鏡頭裡。其中，女性比男性纖細敏銳這點也有關係。這點其實很有道理，一般女性出門、上班都有化妝的習慣，所以女性在照鏡子時會比男性更注意自己的容貌，由此我們不難推測視訊會議其實也帶來了類似照鏡子時的心理作用。

在日本，無論是政府機關或民營企業的管理階層，甚至大學理事會或教授協會都是男性占多數，可說是以男性主導的社會。而今後視訊會議顯然將成為重要的工作方式，若男性們都沒有察覺，甚至無視女性承受了比男性更強烈的精神壓力，恐將成為未來的隱憂。

男女有別的因應方式看似違反當今時代潮流，但在我帶領學生做討論時，會特別告訴女學生，視訊不一定要露臉（當然，男學生也不一定得開鏡頭）。我只是舉例希望各位了解，**在面對「鏡子焦慮」這類敏感議題，必須保有一定的敏銳度**。

其實無論男女，每個人都想讓自己在鏡頭前更好看，提前上線調整鏡頭、安裝專業鏡頭攝影機、添購補光燈等等方法很多，甚至可以在妝容上用點心……這些事都不難辦到。

但如果僅僅為了一場視訊會議，反而耗費過多心思及精力，或許就得擔心是否有心理層面的問題。理由如前述，因為女性更容易過度檢視畫面裡的自己，無限上綱地追求完美是沒完沒了的。倒不如先約定好關閉鏡頭的喘息時間等，**多思考「不過度關注自己容貌」的對策比較健康**。

視訊會議主持人的壓力好大啊

◆難度更高的視訊會議主持

視訊會議，如果是純參加湊人數，或只是聽，偶爾才發表一下意見，基本上都很輕鬆。有些人也會利用視訊會議不會被人看到的好處，悄悄處理其他工作，寫電子郵件或上網，做些開線下會議時幾乎無法做的事。

但是如果得擔任會議主席或召集人這類必須主導流程的工作時，就沒那麼輕鬆了。我在主持線上專題討論，與會者很多的時候，感覺都特別辛苦。例如提問時全場靜默沒人回答，或摸不清參加者的表情究竟想要說什麼等，在這些惡劣條件環伺之下，最後都是自己一個人不自然地高談闊論。

套用到公司的視訊會議，當大家都給不出意見時，就會變成主持人唱獨角戲。要是討論熱烈，好幾個人同時發言，有時很難抓住發言者的面部表情，很難解讀發言背後的訊息，卻仍舊得頂著這樣的壓力讓會議繼續進行，所以，我認為**視訊會議主持人的情緒壓力遠遠超過線下會議**。

其實只要上網搜尋「視訊會議開會技巧」，就能找到不少資訊，像是會前先將資料發送給與會者、確認網路攝影機及麥克風等等，在此，想分享我個人的三個減壓妙方：

①給自己充分的時間，做好會前準備。

②除了自己，安排會議引導者（Facilitator）。

③不期待線上跟線下要有同等品質。

◆不要求跟線下會議一模一樣

主持視訊會議或線上課程時，預留充足的時間做準備是很重要的。尤其是線下線上參加者一起上課的「混合型」授課，很可能發展為後疫情時代大學，甚至是中小學、安親班、補習班上課的新常態。

說實在，準備線上課程跟混合型課程並不容易。登入Zoom後，就要把自己的電腦設備連結至教室的投影機，接著調整教室攝影機，確認線上參加者是否確實接收到視訊及音訊，處理音訊發出的嘯聲等等，我至少會在課程開始前十五分鐘抵達教室準備，但即使如此，上課時間還是經常因為各種狀況延遲。事先備好簡報，對那些看不清楚教室講義投影片的學生來說，非常方便。

在大學裡這類準備工作會有助教協助，助教通常由研究生擔任，他們除了協助課堂的準備工作外，還可以從旁幫忙互動討論，甚至扮演評論人（Commentator）的角色。主持人必須時而發言、時而拋出問題，讓會議討論氣氛更熱絡，像大學助教這類**不到共同主持人的程度，但又可以輔助會議進行的助手、引導者或助理，可大幅減輕會議主持人的負擔**。

有個小祕訣——不要期待線上會議可以達到跟線下會議一模一樣的品質。就像我之前所說，線下與線上存在科技上的既有鴻溝，並不是讀完本書就能完全克服。

二〇二〇年的我，每個週末都為了製作線上課影片忙得焦頭爛額。我就是以一種「就算是線上課，也不能輸給實體課！」的心態在拚命，但就是這股拚勁，搞到我差點「過勞」，這也是我在書裡極欲敲醒讀者的一記警鐘。還記得在我狀況很糟時，某次參加以早稻田大學教員為對象的遠距課程教育訓練，聽到同事閒聊**「想做到跟線下課一模一樣，可是會很辛苦唷！」我緊繃的心情在那一刻瞬間釋懷**。

主持視訊會議的人，壓力肯定巨大！有些與會者很明顯地就是利用開會時間做自己的事，雖然線下會議也會有人打瞌睡或做自己的事，這種光景看在眼裡，也是習以為常。但在線上，你很難看出與會者究竟是在打瞌睡還是幹麼，越看不出來反而越介意。

就這層面來說，我的減壓妙方③——**放下完美主義及「應該要如何」的思維，才是主持視訊會議時最重要的心態**。

忙到爆炸了嗎？五個方法有解

◆重設大腦，緩解「腦疲勞」

在所有瑣碎細節都得自行決定的遠距工作裡，應該有不少人因為這邊得處理，那邊也得完成，接著就因為焦躁無法判斷事物的輕重緩急，最後忙到爆炸……

焦慮時最明智的做法，就是儘可能避開多工任務，但實務操作卻是有些難度，許多人被時間、工作追著跑，再加上注意力渙散，累得不得了。這時候的累，**已經不只是身體，而是大腦也沒力了**。

這種情況就叫做「腦疲勞」，讓我們來想想解決這類疲勞的方法吧！

在此，我要提出五種相對容易做到的「腦疲勞」舒緩法（包含先前提過的方法），可能有人以為我要談「正念」或「冥想」，但這兩者的門檻有點太高，所以我調整如下：

- **手機收進抽屜或包包裡。**
- **閉目養神二到三分鐘。**
- **視線看往五公尺遠的地方（最好是看看花草樹木）。**
- **頻繁離開座位，起身走動。**
- **花二到三分鐘快速整理桌面、周邊環境。**

可能有人會覺得「未免也太簡單了吧！」但是不簡單怎麼能落實到生活裡，養成習慣呢？例如，把手機收進抽屜或包包裡，這樣一個動作可能有人覺得沒什麼，但為了看一眼手機得多一道工，被手機綁架的時間自然會減少。況且，手機放在桌面上或口袋裡，應該隨時都很在意忍不住想滑吧？

閉目養神也是，即使只有短短的三分鐘，做永遠比不做好。曾有研究指出，閉上眼睛比睜開眼睛更能提升記憶力。

也許讀者會認為，不就是正念跟冥想嗎！確實，透過正念訓練，負責控制負面情緒的背外側前額葉，真的能達到讓大腦放鬆的效果，但這可是需要專家指導，進行為期八到十二週的研究計畫，才能獲得的成果，個人認為做起來沒那麼簡單。比起大費周章的訓練，**「閉目養神」兩到三分鐘，就可以有意識地關閉視覺資訊，達到充分緩解腦疲勞的效果**。線上工作比例持續攀升的數位時代，暫時切斷視覺訊息好讓大腦休息的必要性似乎越來越強烈。

◆「快速整理」對大腦、進度都有效

「頻繁地起身走動」是緩解身體疲勞的最佳辦法。但是，「頻繁」的頻率究竟為何？儘管不同的研究會有不同的數據，每個人之間也存在個別差異，但建議每隔二十到三十分鐘就起身動一動吧！

最後想建議大家花點時間**快速整理周邊環境**。原因在於雜亂無章的物品或是明顯的積塵等等，都有可能導致分心。一定有人擁有可以從散亂書堆跟物品中，瞬間

找到自己想要東西的能力，但我想這僅限於空間認知跟記憶力都很強的人。動不動就分心的一般人，光是找出自己需要的東西，就會消耗腦力。要避免這種狀況，建議各位利用工作間的空檔，兩、三分鐘就好，隨手整理工作的環境。

整理環境可以帶來微小的成就感，讓人神清氣爽。「我辦到了！」、「之後會很順利」的感覺會觸發增強動機的神經傳導物質，讓多巴胺發揮作用。不只在整理過程中，甚至整理後，都能減輕腦疲勞。

提高投資報酬率，疲勞感就會降低

◆線上工作容易讓人沒動力

讀到這裡，大家應該能理解「Zoom 疲勞」或「線上疲勞」等數位過勞的原因非常複雜，因為牽扯到視覺、聽覺、情緒認知及身體疲勞等諸多因子。若進一步列舉心理因素，**大腦潛意識進行的「獎勵系統」運作，也與 Zoom 疲勞息息相關**。

基本上，人類的所有行動，都是透過進行某個活動，在得到的報酬及付出的成本間做權衡評估（交易）。就連便利商店結帳要付現集點，還是掃 QRcode 線上交易這種日常生活的小決定，人們會更傾向於思考如何將報酬最大化（打開應用程式方不方便、集點會不會麻煩），而非根據付出的成本（有沒有打開應用程式的必要？）下意識地權衡評估。

這種下意識權衡報酬及疲勞的行為，與「多巴胺」之間有著耐人尋味的關係。多巴胺是一種與獎勵系統相關的神經傳導物質。**與獎勵相關的大腦區域**（腹側紋狀體、前扣帶迴皮質、杏仁核等），**其多巴胺神經細胞一經活化，會使清醒度、精神跟動機提升**，形成與疲勞完全相反的狀態。「雖然很辛苦，但是很值得！」就是指這種狀態。

視訊會議很難讓人連結到大腦的獎勵系統。無論講什麼與會者就是沒反應，表情難懂，聲音也不同步，自己做了什麼可以獲得什麼，或做了什麼會失去什麼……通通搞不清楚。當一切變得虛無飄渺，多巴胺濃度降低，疲勞感自然湧現。

視訊會議**缺乏凝聚感，外加溝通效果有限，也導致「催產素」的分泌狀況不佳**。催產素可說是創造「與人之間連結」的荷爾蒙，適用於社會互動，例如表現出親切善意或同理心，事實上它跟獎勵機制相關的多巴胺神經細胞一樣，調節相同的神經迴路。

研究發現，面對面的社會互動效果遠勝於線上視訊。MRI 磁振照影研究顯示，**比起單純觀賞影片，面對面的實體互動更能刺激、活化與獎勵機制相關的同一腦區**（腹側紋狀體、前扣帶迴皮質及杏仁核等）。也就是說，社會聯繫感越強大，越能獲得更大的獎勵，而獎勵的大小甚至影響了調節清醒與疲勞的神經網路。

如同我先前所提，儘管聲音不同步的程度很輕微，都可能連結到人與人之間的負面觀感與不信任感，這些都與大腦感受到的獎勵減少有關。

另一個例子是，直接的眼神交流。視線交會讓反應變快，更容易記住對方的臉，提升好感度及吸引力，深化人與人之間的連結。但**視訊會議在感受與人互動的效果上卻大打折扣**，這是因為與會者注視的是畫面跟攝影機，而非對方的眼神。

由於視訊會議缺乏社會聯繫，在獎勵減少的同時，還得為了辨識視訊畫面中難懂的表情、肢體動作等非語言溝通要素付出額外心力，從而增加成本。而且這樣的過程是以毫秒為單位，在一瞬間發生。成本不斷攀升，獎勵卻日漸減少的狀況下，不累才怪。

◆視訊會議前後閒聊一下效果好

從大腦活動的層面來看，**視訊會議耗費的成本**（努力）**雖高，獲利**（**心理上的獎勵**）**卻很低**，是不划算的事！如果可以從中獲得豐厚獎勵，理論上會變得更積極，可惜事實並非如此。視訊會議人與人之間的連結（例如獲得鼓勵），也比線下的實體會議更薄弱。

但如果**善用大腦的運作機制，會發現「報酬」、「與人之間的連結」或許可以成為消除視訊會議疲勞的一道線索**。一聽到報酬，大家應該會聯想到金錢，但事實上「同理」跟「感謝」也可以構成充分的心理報酬。

跟與會者分享你的感受「視訊會議真累人」或真誠表達感謝「謝謝各位的參加」都是活化多巴胺及催產素，緩解視訊疲勞的絕佳行動。只是一般在會議進行中很少有機會獲得同理及感謝，因此開會前後的閒聊就格外重要。

在〈聲音疲勞：影像與聲音的時間差〉的章節裡提過，美國老道明大學研究團隊論文也同步指出，**會議前後保有充分的閒聊時間，可以有效降低視訊疲勞**。閒聊讓與會者產生「原來大家想的都一樣」的共鳴，或「謝謝你幫忙」向他人傳達感謝，可以有效減輕疲勞感。

我認為，只要每次開會前後跟與會者聊聊天，分享感受、表達感謝，就能讓視訊會議的不適感及疲勞感大不相同。

隨身小物
緩解大腦跟身體的疲憊

◆遠距辦公必備便利小物

若能在預算及場地的許可範圍內，靈活運用辦公小物，遠距工作的效能及疲勞度將大大不同。跟辦公室不一樣，我們的住家並不是專為工作打造的環境。工作進度不如預期而心煩，或是不知為何就很容易累等等，這些居家工作的缺點正是壓力的溫床，這時候該買的就不能省。只要上網搜尋關鍵字「線上工作必備好物」，就能找到一大堆資訊。

理想狀況下，有套適合辦公的桌椅當然好，但預算跟空間應該是個問題。以下就要分享個人線上工作的必備好物！

第一個要分享的是我在〈視訊會議是錯誤姿勢的溫床〉提過的**筆電專用支架**。對使用筆電工作的人來說，這絕對是必買。桌上型**手機支架**也很實用，或許有人會認為手機放在桌上充電就好了，但如果能將手機立起來，就能邊工作邊查看手機。可以減少多工任務當然最好，但偶爾也會有例外。很多應用程式在登入時得雙重認證，手機支架是減輕頸部負擔最划算的投資。

另一個建議是準備 **USB Hub 集線器**。現在很多飯店都不再提供因應不同國家標準的插頭、插座，改為設置全球通用型 USB 插槽。桌面上若能備妥隨插即用的三、四埠 USB 插槽，就不用擔心充電問題。

至於桌面空間的整理，我推薦以**桌面收納架**取代傳統的筆筒。它不只能收納筆，還能把便利貼、剪刀等文具通通收整齊。現在網路購物非常盛行，一旦上網買東西，就得處理包裝物品的瓦楞紙箱，如果可以把處理紙箱的專用刀片也一起收納，紙箱處理上就真的順暢多了！

◆每月搜尋一次療癒小物

除了添購提升工作效率的功能型產品，也別忘了可以幫助轉換心情的療癒小物跟增加運動量的健身器材。對常腰痛的人來說，有個適合**坐墊或靠墊**很重要。即使沒有腰痛問題，買張**瑜伽墊**或**健身平衡球**，這種可以利用空檔輕鬆伸展的器材，對於維持身心健康或線上工作來說都是不可少的。身體硬邦邦的我也常利用午餐或慢跑前的時間，在房間地板鋪上瑜伽墊伸展。另外，我還買了現在日本流行的「**Flexcushion®**」梯形軟墊，可利用側面的角度，用自身的體重輕鬆地伸展。

其他還有**視訊會議用的耳機**、**可放在鍵盤前的橫式長條筆記**，**還有防止孩子闖入工作空間的門擋**等等，可以買的東西太多了！重要的是定期上網看、試用。要知道，腰痛跟身體上的疲累可是會讓你賠了夫人又折兵！

別只是搜尋可以提升工作效率的產品，能幫助你紓壓、擁有好心情的療癒小物也很重要。

Chapter 2

重整你的混亂作息

靈巧切換ON&OFF，讓睡眠成為神隊友

線上工作從「早晨的儀式」開始

◆用「小事件」切換工作、休息模式

現在是個手機上有電腦，通訊軟體裡就藏有社群網路的時代。因為隨時隨地都能工作，工作與休息之間的界線感越來越模糊，大家常說的「在工作與休息之間好好劃清界線！」似乎已經變成口號。

在線上工作已幾乎是主流的現在，我在書中仍時時提醒大家：最低限度的作息切換是有其必要的。要是一心認定「反正我也無能為力」或「哪有可能分得那麼清楚」就放棄努力，可是會讓工作效率一落千丈，甚至深陷在數位過勞的泥沼。

聽到「明確劃分工作與休息」，大家可能會以為要以「小時」為單位來劃分，像是必須連續工作好幾個小時，若是休假就得徹底休息不要碰到公事。但我認為**作息的切換應該要像隨意起身去上洗手間一樣輕鬆才對**，這種做法比較適合當前的數位時代。

不妨**利用一些生活小事，來作為切換工作與休息的時機**，這招非常有效！想一想有哪些習慣或做法可以融入日常生活，幫助切換到「ＯＮ」的工作模式。

- **洗臉或淋浴**。
- **吃早餐**。

完成早晨的例行公事後，請留意下面這幾件事：

- **換上工作時穿的衣服**。
- **發出聲音對自己說：「要開始工作嘍！」**
- **到戶外曬曬太陽**。

◆遠距、線上，也不可少的早晨問候

不少讀者已經養成線上工作前刷牙、洗臉、淋浴、吃早餐的習慣。「換衣服」在過往需要出門上班的時期，是理所當然的事。但是，開始線上作業後，**「換衣服」就是非常重要、切換心情的早晨儀式**。

很多人在遠距居家時會穿著睡衣工作，這基本上沒什麼大問題。我自己在家工作時，也是穿個圓領棉質上衣或是運動服，舒服就好。但我建議在必須露出臉的視訊會議，或是處理重要工作時，認真換上過往出門上班的服裝，比較容易為自己啟動工作模式。如果有攸關勝負的關鍵性工作，就算在家也是穿著正式再上工，應該是滿合理的吧！

與家人同住者，在家要進入工作模式時，最好跟家人講一聲「我要處理工作了！」、「我要開始上班了！」。一方面是知會對方，另一方面也是提醒自己即將啟動工作模式。一個人住的人，雖然自說自話有點尷尬，但還是建議大家發出聲音宣告「開始工作嘍！」當作切換工作的儀式。

◆曬不到太陽？那就買點光吧！

另一個啟動工作模式的關鍵，就是「光線」，太陽光是最棒的選擇。辦公室的光線雖然明亮，但很可惜，室內照明對於重設生理時鐘的效果不大。根據過去的研究顯示，辦公室照明對提升清醒度或提振精神並無幫助。如果天氣適合，最好是在中午前外出散個步或倒垃圾、去超商買東西，稍微出門走動最好。

問題是，大雨天或是颱風天這種天氣不好的日子怎麼辦？有人覺得手機的藍光也不壞，但研究報告顯示，一大早就開始盯著手機看，容易引發手機成癮症等，與光線無關的不健康因子影響更大。

比藍光波長短的紫光（Violet Light），未來可以期待它的相關應用。與藍光相比，紫光可能有助於抑制近視度數加深，目前已經有廠商將紫光鏡片商品化。

此外，上網輸入關鍵字「光療法」搜尋，會發現市面上很多**輕巧型光療法裝置**。我導入研究室的「Luce Glass」，以及診所內用來治療晝夜節律睡眠障礙、季節性（冬季）憂鬱症的「Brightlight ME^{+}」，這些醫療設備的價位雖然稍高，但是照光調節生理時鐘的效果都很好。當然也有其他價位較低的選擇，只是效果稍微遜色，但對不方便外出，或苦於房間燈光昏暗的人來說，倒是值得一試。

至於，住家採光較差的人，**早上讓房間保持明亮光線非常重要**。即使沒有嚴重到冬天較易出現的季節性憂鬱症，但不少人一到冬天就容易心情悶悶不樂，情緒低落或是身體不適。若是因為感覺空間陰冷而睡眠不佳，或覺得白天工作效率很差，我建議一早起來就先把房間的燈光點亮！

其他像是聽音樂、喝咖啡等，每個人都有適合自己的「開工儀式」，說不定還有人早早就有這些習慣。也正因為如此，將**換衣服**、**問候跟房間照明**三點視為線上工作專用的「啟動鍵」一點也不為過。

用例行公事保持生活節奏

◆靠電視節目判斷時間的舊習慣

每天得早起，人擠人地趕上學、上班，大概是推崇遠距工作的人最厭惡的事。但是，通勤的另一個面向是提供身體活動的機會，**早上出門通勤開啟了一天的節奏，更是事實**。

穿著睡衣、家居服直接坐在書桌前，打開筆記型電腦工作，不知不覺就做到下午，然後又一路做到晚上。出門上班的話還會知道把工作告一段落跟同事去喝喝或是回家陪孩子玩，但就是因為沒有明確的下班時間，便有一搭沒一搭地繼續工作。

進辦公室工作就算加班，最終還是得放下手邊事離開公司返家。但遠距工作就沒有這樣明確的區隔。現代人的生活早就暴露在龐大且高速的訊息海裡，**無論有沒有遠距，現代人都已失去可區隔時間的「時鐘」**。

在日本的昭和年代、平成初期，社會大眾的生活節奏是建立在當紅的熱門電視節目上。晨間新聞綜藝、NHK晨間劇、晚間新聞、卡通動畫、連續劇、深夜新聞到深夜的綜藝節目……那時候的人會想著「趕快做完工作去看電視」、「等下吃晚飯就看這個節目吧！」電視節目的確是社會大眾的時鐘。

但是，現在呢？早上滑手機，中午也滑手機，傍晚、晚上，甚至到深夜通通都在滑手機，被手機占據整天時間的人應該很多。

◆找到不被手機取代的儀式感

根據博報堂DY媒體合作夥伴．媒體環境研究所的調查顯示，二〇一〇年每天平均使用手機時間為二十五點二分鐘，到二〇二〇年時間拉長了將近五倍，達到一百二十一點二分鐘。使用手機的時間增加不只會引發眼睛疲勞、肩頸痠痛或睡眠不足，甚至可能讓我們白天的節奏乏善可陳。

我在前面就提過，線上工作因為過於彈性、自由，所以很難取得工作與私生活之間的平衡。**少了朝九晚五的束縛，卻更容易被手機或工作綁架**。

回頭看看一開始的例子，早上躺在被窩裡用手機查看電子郵件，洗個臉、吃塊麵包，連衣服也不換，直接穿著運動服坐到桌子前開始工作一路到傍晚。各位是否有過這種經驗？晚飯吃飽後，想到還有工作沒做完又發了封信給同事，順便上網查資料，埋首工作一整天，一回神發現都快九點了，有時甚至做到快十二點。**尤其是一個人獨居，或個性認真的人，更容易有這種傾向**。在我的診所也有這種因「數位過勞」罹患憂鬱症的患者來就診。治療上，我通常不直接給藥，主要是針對患者的生活作調整，協調患者任職的公司減少工作量。

早上起床先淋浴、十二點吃午餐、晚上六點換下白天的衣服改穿家居服……盡可能地在**不同時間點擁有每日的例行儀式**吧！重點不是刻意去做，而是把它養成習慣，不做就好像哪裡怪怪的，讓自己下意識地動作。睡覺前不刷牙就覺得渾身不對勁，就是很好的例子。

分享我個人的例行儀式——早上淋浴跟喝咖啡，中午一定離開座位去吃午餐，晚餐在八點前吃，睡前做一點伸展運動，假日午後一定要去慢跑。

如果是必須得認真，甚至勉強自己執行的事，很難習慣成自然。總之，就是把簡單的生活習慣，挑個時間點每天做。如果不這樣，你很容易為自己的沒效率而沮喪，一天的時間就被這樣有一搭沒一搭的工作給虛耗了。

以十天及週為單位規劃工作

◆缺乏計畫的線上工作，效果＝0

線上工作時，不只要注意一天的節奏，**週、月、半年，甚至年的節奏也很重要**。基本上，一直待在家辦公的遠距線上工作，尤其是連續一週時就會失去「週末」的感覺。例如即使知道星期六、日是假日，但……

「這份文件不趕快做一做，好像不太好」

「想到一個好點子了！」

「一上網就想起忘了做的工作」等。

就跟遠距工作的平日晚上一樣，**很容易忘記休息又跑去工作**。如果家裡有還在上學的孩子，或許還能保有一點週間週末的節奏感，如果沒有，休假日也沒空讓身心好好放鬆，就會日復一日渾渾噩噩每天過著同樣的日子。

如果你的公司有週休二日，建議各位要**有意識地留意星期六、日，最好能有不同於平日的假日儀式，營造一週的節奏**。

線上工作大大減少許多與人碰面、外出前往某地等的外在刺激。待在家裡的時間變長，在無法真實感受到時光流逝的狀態下，任憑時間前進。

有些人抱怨「二〇二〇年彷彿有跟沒有一樣」。有時我自己回想，或被人問起「二〇二〇年的幾月在幹麼」時，都很難馬上答出來。確實，對於沒有任何值得期待的活動，哪兒都不能去的我們來說，二〇二〇年是個不如意到令人難以忘懷的一年吧！時光匆匆流逝，猛回神才發現自己一直待在家，徒留沒做過任何一件特別的事的失落感，日復一日地過下去。

◆以中長期規劃，安排粗略計畫

在看不到未來的狀況下，關注一週、一個月的節奏，慢慢堆疊累積，遠比去預想半年、一年的事更貼近現實。但話說回來，一個月一下子就過去了，所以**下個月的活動、計畫，可能的忙碌程度等，最晚得在前個月的月底規劃好**。

將一個月區分為上、中、下旬：某項工作想在上旬完成；中旬有些活動比較重要，提醒自己行程別排得太緊；有些工作下旬得月結，要切換成執行方式等，**抓幾個重點做粗略規劃很重要**。另外，也可以採取上半月、下半月的分法，如果覺得自己適合以週末劃分，那也不錯。照理來說，月底都會比較忙，建議儘可能在上半月推進工作進度，只抓一個大概也很好。

如果無法規劃出詳細的年度計畫，建議做到下面這點——盡量**在三到十月的陽光和煦期間安排度假行程**。風和日麗的春夏時節不多走向戶外，呼吸新鮮空氣，未免太可惜！

這正是居住高緯度地區的人的生活方式啊！之前我留學的波士頓，氣候跟北海道很像，只有五到七月的天氣最宜人。大家都是趁這個時間外出遊玩，積極享樂。十一月到四月的寒冬，由於晝短夜長，身邊許多朋友就利用這段時間埋首做研究跟寫論文。

在線上解決一切的遠距生活，很容易讓生活變得千篇一律，請務必細細品味時間的流逝、季節的更迭，好好過日子。

因為線上，更需要可以持續的「樂趣」

◆旅行雖「不緊急」但仍必要？

旅行不比日常的衣食住，沒有非去不可的必要。然而時至今日，我想多數人都在疫情期間深刻體認到旅行的珍貴。

因為新冠疫情關係，世界各國都有其出入境管理方式，這時大家才發現原來無法自由活動遠比想像中的還苦。二〇二〇年春天日本爆發疫情以來，我所有的學術會議、演講等商務行程完全取消，轉以線上進行。參加研討會獲取新知，或是研究發表、演講等，線上進行就綽綽有餘。但是，若想到實體研討會能與許久不見的友人碰面，演講時與聽眾真實互動，就會覺得線上還是比不過線下。出差地的美食美酒，工作告一段落後的順道觀光，搭乘交通工具移動的過程，以及待在飯店裡的獨處時光等，這些微不足道的小事在疫情席捲後的此刻來看，更顯珍貴。

居家隔離期間，由於活動跟外出受限，不少人開始挑戰培養新興趣。社交平台上，經常看到運動選手、知名藝人分享自己學習新樂器或是重拾閱讀樂趣。

生活中的**「樂趣」**與**「消遣娛樂」**不同於健康或金錢，很容易被世俗認為是非必要且不緊急的事，但實際上它們卻是關係人類身心健康的「必需品」，而且「不可或缺」。疫情之後，沒有人知道社會局勢究竟會走向何方。對於每個人來說，擁有一個無論現在工作、健康狀態如何，不管到幾歲都能持續下去的**「樂趣」跟「消遣娛樂」**，才是最重要的。

當一個人失去「好開心」的情緒，或是連找尋快樂的力氣都喪失時，可能就是憂鬱的前兆。這種狀況持續下去，將引發精神醫學上的「**Anhedonia**」症狀，Anhedonia 被譯為「**喜樂不能**」或「**失樂症**」。十九世紀末精神科醫師湯瑪斯・克勞斯頓（Thomas Smith Clouston），將喜樂不能視為憂鬱症發病時最頻繁出現的核心症狀。喪失感受幸福跟快樂的能力、缺乏愉悅感等，故也稱為「**情感麻痺（淡漠）**」。

◆創造屬於自己的「遊樂園」

許多人把疫情警戒下的居家隔離，當成提前體驗退休生活，認為是很棒的模擬。一位正準備在今年退休的同事和我分享：「原來退休後的生活是這樣子的啊！」一想到這，我突然覺得如果缺乏生活的「樂趣」跟「消遣娛樂」，生活毫無變化，換句話說人會越來越失去活力，變得越來越生無可戀，不是很可怕嗎！

如果你「沒什麼特殊喜好」或是認為「我已經不像年輕時有尋找樂趣的興致了」，先不用想著生活要多有趣、心情要多愉悅，建議**先從讓自己舒服放鬆的事情開始**；不是一定要去做什麼特別的行動，只需要意識到自己身心安頓，停在這片刻寧靜，**擁有一段「寧靜安穩」的時光**就很好。如果所謂的「嗜好」或「消遣娛樂」，一定得做些什麼練習，或非要去某個遙遠的地方、必須換好衣服移動等，都可能造成心理障礙，反而讓人止步不前。

散步、閱讀、神社佛寺巡禮、跟貓咪一起在沙發上滾滾、為了將來出國旅行先學習外語，做什麼都行！找到屬於自己，**可持續發展的「樂趣」跟「消遣娛樂」**，**積極尋找「內在寧靜」的能力**，在後疫情時代更顯重要。

這種**找到樂趣的能力**，有助於提升將壓力反彈回復的能力，也稱之為「Resilience（復原力）」。以心流理論（Flow Theory）聞名的心理學家——米哈里・契克森米哈伊博士（Mihaly Csikszentmihalyi）指出，從事休閒娛樂活動對於抗壓性強的人而言，可獲得較大的心理益處。儘管許多論文都提及休閒娛樂有助紓壓，但我認為當中最耐人尋味的是，研究結果指出，**最要緊的是保持「休閒活動對於因應壓力風險很重要」的信念**。如果將休閒娛樂視為「非必要且不緊急」，可是會壓力風險提高的唷！

最後，我想用孩子們最愛的「遊樂園」來打比方。希臘籍翻譯家安娜希斯塔西亞・新井・卡桑托尼（Anastasia Arai Katsantoni）女士的父親，曾經在她小時候對她說：「妳不是去遊樂園，是要創造出屬於自己的遊樂園！」如此淺顯易懂的比喻即可說明**自得其樂的重要**，讓我印象深刻。就算對其他人來說很無聊也沒關係，只要思考什麼事能讓你在自己專屬的小遊樂園裡體驗到「樂趣」、「消遣娛樂」、「寧靜安穩」，就朝那裡去吧！

小睡一下，以清醒的腦袋繼續工作

◆拖拖拉拉的午睡是遠距線上的大忌！

線上工作與進公司辦公不同之處在於，在家可以光明正大地「午睡」。小睡片刻已被證實可以恢復疲勞，提升下午工作的專注度，有助提高整體工作效率。

但是，也因為在家很自由，所以小睡這件事很容易搞砸線上工作的節奏。

第一個就是睡過頭，**十五到三十分鐘的小睡**最適合一般人。因為午睡時間一旦拉長，就容易進入深層非快速動眼睡眠。要從深層睡眠中醒來不但難，還會讓大腦變鈍、身體沉重，工作效率一落千丈。

另外，午睡的時機也很重要。在家裡，可能會因為空間關係或是否與家人同住等而有所改變，尤其是獨居的人，隨時都能睡。睡錯時間點會影響夜晚的睡眠品質。午睡的時間會因為早上起床時間差異，略有不同，但最理想的時段在**中午十二點到下午三點之間**。

照理來說，遠距工作省下了通勤時間，睡眠時間應該增加才是。但即便如此，還是會不小心睡太久，或是在奇怪的時間點睡著，再者可能因為熬夜打亂原本的生活節奏，進而引發失眠、睡眠呼吸中止症等，因疾病導致白天嗜睡的睡眠障礙。

對於午後容易睏，或下午工作效率沒法跟上午比，而想補眠恢復體力的人來說，建議各位用點心思，預防自己在錯誤的時間點睡過頭。

◆神清氣爽的午睡法

遠距工作的午睡，建議這樣做：

①喝完咖啡再午睡。

②事先設好鬧鐘。

③不在床上睡。

①又稱「**咖啡午睡（Caffeine Nap）**」，日本許多咖啡商正積極推廣這個概念。之所以勾起我的興趣，是因為一般大眾普遍認為攝取咖啡因會很難睡，但事實上，攝取咖啡因後平均得花十五至三十分鐘才能被身體吸收，如果喝了咖啡立刻去睡，不但能防止睡過頭，醒來咖啡因剛好發揮功效，可以提升工作效率。有項以柔道選手為對象的研究，在午睡前分別給予咖啡因跟安慰劑（假咖啡因），調查他們下午的運動表現。實驗結果證實，午睡可提高短跑表現，而且睡前服用真的咖啡因的實驗組，比服用安慰劑＋午睡的對照組重複練習的效果更佳。可見**咖啡午睡或許擁有比提神更厲害的效果**。

不過，喝咖啡可以活絡交感神經系統，因此我對於透過自律神經來消除疲勞的效果存疑。萬一喝完沒辦法馬上睡著，咖啡因又發揮功效，反而弄巧成拙更難以入睡。況且就算只打個小盹（說不定連本人都不確定是否真的有睡著），但只要能稍微趕跑下午的瞌睡蟲，其實也就夠了。再加上我本來就有上午喝咖啡的習慣，咖啡因效果到中午都還在，儘管效果較差，還是處於自然的咖啡午睡狀態。

②**設定好喚醒機制**很重要。與家人同住者，就拜託家人，時間到了記得叫醒自己；一個人住或者無法拜託同住家人時，那就設鬧鐘。鬧鐘的鈴聲通常很普通，何不考慮在午睡時用喜愛的音樂喚醒自己呢？

③這點一定要特別注意，不要**選在昏暗的臥室午睡，或是躺平在長長的沙發上睡覺（即使光線很明亮）**，因為這樣的睡法很容易進入深層睡眠，如果沒有人叫醒你，說不定就一路睡到傍晚才醒。光是這幾小時的午睡就能打亂你生活的節奏。

◆不要躺床上，坐在沙發上午睡

建議在可以舒服坐著的沙發午覺就好。不但能夠好好放鬆，也不會有像躺在床上不小心就睡過頭的風險，是個較好的選擇。在桌上趴睡，是可以避免進入深層睡眠，但頭、臉、背跟腰都會不舒服，臉上、手臂也很容易產生睡覺的壓痕。

在我研究室裡，有人提出可因應各種姿勢貼合身型的懶骨頭沙發較適合小睡，為此我們特別做了比較實驗。

儘管彙整實驗結果的論文，投稿至英文期刊尚在同儕審查階段，但實驗結果顯示，懶骨頭沙發對頸部肌肉造成的緊張較一般氨基甲酸乙酯製的椅子低；自律神經活性檢測壓力指標之低頻／高頻成分（LF/HF）比值也較低。這代表身體比較能夠放鬆。但由於淺層睡眠與深層睡眠時的腦波比值差異不大，所以也不會有過度放鬆導致進入深層睡眠的問題。

但話說回來，如果沒設定好喚醒機制，一路昏睡到傍晚，可真的會變「廢人」。午睡的大原則就是**中午過後早一點睡**，**但別睡過頭**，儘可能在放鬆的環境下做好補眠。

睡眠時間增加了，「心理壓力」不減反增？

◆為什麼睡飽了精神還是很差？

睡眠可預防「憂鬱」或俗稱「新冠憂鬱」等心理困擾，是我們最該重視的一項生活習慣。我每天都在幫不同類型的人解惑，但如果睡眠問題持續困擾著你，衷心建議要儘速前往專責醫療機構就醫。

後疫情時代為我們帶來新型態的生活，睡眠困擾的類型也不再相同。觀察近年的調查或研究，我發現現代人的睡眠困擾呈現兩極化的趨勢。一種是**睡眠時間變長了，但是品質卻變差，導致生活節奏紊亂**；另一種類型則是**因為焦慮及壓力而難入睡，經常在半夜醒來，之後就睡不著的窘境**。

先來看看睡眠時間變長的類型吧。

線上工作省下來的通勤時間，早上可以賴一下床，所以有不少人的睡眠時間都變長了。為了調查人們在疫情爆發後的睡眠狀態，二〇二〇年有個包含日本在內的國際睡眠調查。結果發現，平日的睡眠時間平均延長二十六分鐘，假日則是縮短九分鐘，因為平日睡夠了，假日自然也沒有「補眠」的必要。

我任教的早稻田大學運動科學部，也在二〇二〇年十月進行過一項問卷調查，發現有百分之十四點一的學生表示疫情期間睡眠時間減少；表示睡眠時間增加的學生達百分之三十三點一。這對在全球睡眠時間排行榜敬陪末座的日本來說，無疑是個好消息。

然而，睡眠時間增加也不盡然全是好事。我們發現疫情期間大眾普遍的**起床時間、上床時間都有越來越晚的趨勢**。尤其是年輕族群，雖然問卷結果指出他們的睡眠時間變長，但從先前介紹的國際調查結果中也發現，由於整體就寢時間往後遞延，表示作息節奏差異的「睡眠中位點」[2]，平日平均延遲了五十分鐘，假日平均則延遲有二十二分鐘。另外，結果也顯示**睡眠品質直線下滑**。以學生為對象的調查中，回答作息被打亂的有百分之四十四點二，表示睡眠品質變差的也上升到百分之二十九點一。

總結上述調查結果，**睡眠時間延長雖然補足了部分的睡眠負債**（慢性睡眠不足），但**睡眠清醒的節奏卻因此而混亂**。特別是年輕人，睡眠類型不僅轉移至夜晚型，還有可能日夜顛倒的極端案例。

◆別賴在床上跟被窩裡

另一個調查是由滋賀醫科大學研究小組，以一百六十四名平均年齡六十三點六歲的長者，調查他們在新冠疫情自肅期間的睡眠變化。結果發現這些長者的睡眠時間跟年輕族群一樣都增加了，不同之處在於他們上床睡覺的時間更早了。最耐人尋味的是，有強烈自我管理傾向會提早上床睡覺的人，跟花太長時間躺在床上或窩在被窩裡的人，都有較強抑鬱症狀的傾向。

從這樣的結果得知，無論是年輕人或長者，**花太多時間待在床上都不是件好事**。年輕人應該減少窩在床上的偷懶時間，也就是說，再怎麼賴床，最晚也要九至十點離開床鋪。而長輩們則要縮短晚上待在被窩裡的時間，意思就是，別太早上床，晚睡一點比較好。

先前提及的國際睡眠調查亦指出，年輕族群設定鬧鐘的頻率越來越高。睡眠不足固然不好，但是也要小心避免線上工作後的睡太多。

② 入睡時間與起床時間之間的中間點。

睡不著？因為大腦「過度警覺」中！

◆對社會的焦慮也會讓你失眠

線上工作盛行後，睡眠時間增加的同時，也有臨床（或調查）顯示有部分人始終難以入睡、睡眠不足，抑或是睡眠品質急遽惡化。在我的印象裡，這一類型的人與其說是「失眠」，倒不如說「焦慮症」的成分可能更強。

仔細想想，疫情下對各種事物感到焦慮，其實相當合理——「要是確診了怎麼辦？」、「身邊的人會不會有病毒？」等等與新冠病毒相關的焦慮揮之不去；「這店恐怕撐不下去了」、「薪資變少，可能付不起貸款了」等經濟壓力，伴隨著社會變化的焦慮越來越嚴重；「何時才能打得到疫苗？」、「好擔心疫苗副作用」對疫苗的種種擔憂也隨之而來。那些站在防疫第一線的醫護從業人員、長照服務者等，肯定正承受著難以想像的焦慮。

深夜時分的孤單更會強化焦慮的感受。白天可能都還好，但任誰都有過深夜獨處心神不寧的經驗。這或許是因為，來自於周遭的刺激消失了，只剩下自己面對自己的時間。無怪乎**這種焦慮會連帶引發入睡困難及睡眠品質低落**。

◆讓人徹夜未眠的「睡眠狀態錯覺」

可以佐證這點的，正是近年的失眠症熱門話題——**睡眠狀態錯覺（矛盾睡眠）**。讓我印象最深刻的臨床案例，是一位五十多歲的女性患者。住院後就一直抱怨睡不著覺，但查看該患者的護理日誌卻發現，她每晚的睡眠狀態都是「良好」；值班時實際巡房察看，發現她甚至會睡到打呼。只是隔天再次詢問本人，她又說自己「完全沒辦法睡覺」，連「只睡一下下」都沒有，而是強調「整晚都沒睡」。

儘管確切原因尚待釐清，但若以現代睡眠醫學角度來思考「睡眠狀態錯覺」的成因，往往會歸咎於讓**大腦在夜間過度敏感的「過度警覺（Hyperarousal）」**。這或許是躺在床上清醒時對時間的輕微恐懼與焦慮，**感覺被放大後輸入大腦，導致「過度警覺」**。過度警覺的大腦對焦慮變得越來越敏感，陷入更嚴重的惡性循環。

因此，即使實際上只有三分鐘是真正的清醒，卻也可能錯置為六個小時都沒睡的痛苦記憶。

無論就腦科學或基因領域而言，「過度警覺」仍有許多未知數。亦有另一說法是因為身體主要應對壓力的神經內分泌系統——腎上腺軸（Hypothalamic-Pituitary-Adrenal Axis，HPA 軸）失調，過度活化所導致。因此，也很難找出讓「過度警覺」的大腦快速冷卻的方法。還是**必須找方法緩解白天的焦慮，循序漸進地養成習慣**，方為解決之道。

◆白天的溝通＋夜晚的放鬆＝大腦安靜

事實上，白天的人際溝通對於提升晚上的睡眠品質相當重要。研究指出，**社會參與程度較高及組織歸屬感較強的人，擁有相對良好的睡眠品質**。

睡眠會因為人的年齡及所處狀況，產生極大的個別差異。例如已經很長一段時間都睡不好的長者，還成天想著「沒睡滿八小時就會生病」的話，不是會更焦慮嗎？但事實上，老人家的睡眠時間本來就因人而異，睡幾個小時才算夠很難一概而論。

此外，左右健康的因子也不只有睡眠。整體而言，只要白天精神飽滿能健康活動，就沒有大問題。至於睡眠，除了不可有「即使短眠也能生龍活虎」這類科學已證實有害健康的極端想法外，保持彈性，找到適合自己的睡眠習慣也很重要。

防止夜晚過度警覺的一個方法，就是好好放鬆。瑜伽或伸展都有很好的放鬆效果，另一個常被用來緩解失眠的方法就是**漸進式肌肉鬆弛法**。這套方法是一九二〇年代，由生理學者艾德蒙・傑可布森（Edmund Jacobson）首創，詳細的操作方法如下頁，概念是使用**八分力氣**，**讓全身的肌肉保持緊繃五秒鐘**，**再一口氣放掉所有力量十秒鐘**，反覆進行。

這個放鬆法不只讓肌肉鬆弛，還能同步緩解腦神經系統的緊張。

建議每天做，但是因為效果不會馬上顯現，所以請有耐心地繼續做。滿含焦慮感的人，很容易沒有立即看到效果就更焦慮。

我再重複一次，**即使沒有立竿見影的成效也別慌**，**持續下去是最重要的**！建議至少先嘗試做個兩、三個月再說。

■漸進式肌肉鬆弛法

◎基本姿勢及動作

坐在椅子上，每個部位出力緊繃五秒，然後一口氣將全身的力量都放掉，感受釋放後的感覺。

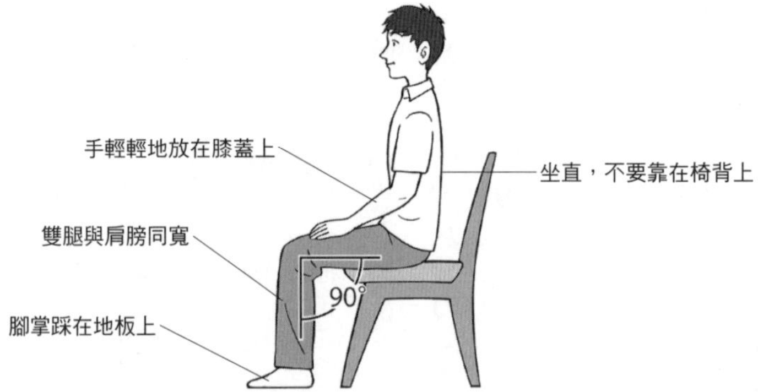
手輕輕地放在膝蓋上
坐直，不要靠在椅背上
雙腿與肩膀同寬
90°
腳掌踩在地板上

①**手**：雙手掌心朝上，將大拇指包進掌心後握拳 → 鬆開拳頭，手緩緩放下，享受放鬆的感覺。

②**手臂**：雙手握拳彎曲手臂，拳頭帶靠近肩膀後全身出力 → 全身力量放掉把手帶回膝蓋上。享受力量完整釋放的感覺。

③**背部**：如同②保持雙臂彎曲向外展開（橫向），用力將兩側肩胛骨往中間靠攏夾緊 → 力量整個放掉（如右圖）。

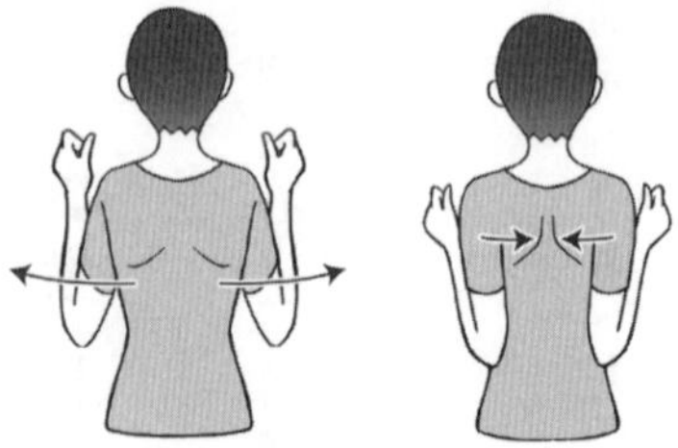

兩側肩胛骨往中間靠攏

④**肩膀**：兩側肩膀往上提靠向耳朵，像是把脖子聳起來那樣出力→力量整個放掉。

⑤**頸部**：下巴內收靠向鎖骨，先伸展頸部後側 → 再緩緩往上，將頭部帶往後仰 → 把頭帶回來，放鬆，接著頭往右邊轉到最多，放鬆，做完換左邊。

⑥**臉部**：緊閉雙眼、嘴巴，將臉部五官用力擠往中間集中 → 緩緩把力量放掉，嘴巴慢慢放鬆直到微微張開。

⑦**腹部**：腹部往內凹 → 手抵住腹部，像是要把手往回推那樣將腹部收緊用力 → 放鬆。

⑧**腿**：椅子坐深一點，將雙腿用力往前伸直至腳背繃直 → 放鬆。

⑨**大腿**：腳尖朝上並將整個腳板往後勾延伸雙腿，大腿用力 → 放鬆。

⑩**全身**：按照①～⑨的順序全身肌肉用力，再緩緩放鬆。

高效工作必殺技：固定時間起床、就寢

◆專業選手也煩惱的睡眠節奏

我從小就是中日龍隊的球迷。二〇二一年開幕戰擔任先發投手的中日龍隊福谷浩司選手，是來自慶應義塾大學理工學部的學霸，曾因優異的表現獲頒學部自設的「藤原賞」，從福谷選手的推特（Twitter）看來，他愛好閱讀也熱衷於研究。

據說福谷選手也讀了我的恩師——馬修．沃克（Matthew P. Walker）教授暢銷全球的著作《為什麼要睡覺？：睡出健康與學習力、夢出創意的新科學，天下文化》。我認為福谷投手的高潛能源自於他重視睡眠的心態。

・放下「我該睡了」的想法，因為這會給人「再不睡就完蛋了！」的壓力。
・積極午睡。但睡過頭也不好，時間控制在十到三十分鐘。
・睡前不看手機。

這三點是福谷選手針對睡眠採取的意識改革與實踐。

但讓我印象尤其深刻的是福谷選手提到，「二〇二〇年開始，就算有夜間賽，隔天還是一早就抵達球場報到」。徹底實踐**每天早上在同一時間起床，即使有夜間賽，隔天早上九點還是準時到球場**，隨時為自己身體健康做好管理。（資料來源：NHK 新聞：二〇二〇年十月三十日）

職棒選手必須因應日間或夜間的出賽時間，來調整個人狀態。我曾與現任讀賣巨人投手教練的桑田真澄先生聊過，他提到現役選手，尤其是擔任先發投手的那一晚，常因為過於興奮而無法入睡。那時我就體認到，職業運動員要調整好自己的狀態有多麼困難。

◆最強的睡眠習慣

最強的睡眠習慣就是——**固定時間起床，固定時間睡覺**。看似簡單，卻是提升工作效能的不二法門。當然，休假日的早上放鬆一點，稍微賴個床是可以的。疫情之前，我個人認為假日補眠時間最長不可超過三小時。之所以會有補眠上限三小時的根據，是因為出國旅行時只要兩地時差超過三小時，就會有很明顯的疲累感。

然而，在線上工作常態化的現在，就必須重新審慎思考早晨的賴床時間。從國際睡眠的調查結果得知，遠距工作者的平日睡眠時間已經比疫情前要長。在慢性睡眠不足，意即睡眠負債已經降低的狀況下，就不再像過往實體通勤上班、上課時，那麼需要假日的補眠。

建議在**線上工作模式下，平日、假日就儘量維持相同時間起床，賴床最多不要超過一小時**。

這是考量在線上工作的模式下，年輕族群的作息越來越偏向夜晚型，長輩們則是越來越偏向清晨型的趨勢。作息太過清晨型，很容易在半夜清醒；相反地如果作息太偏向夜晚型，早上起床就變得很痛苦。無論是哪一種類型，都會令人有睡眠品質變差的感覺，連帶影響白天的精神狀態跟工作效能。

不需要到非常精確，只需「（在差不多的時間）起床，（在差不多的時間）上床睡覺」，這是線上工作、遠距生活的最基本原則。為了幫助自己遵守這個「看似簡單又沒那麼簡單」的原則，**白天行程的安排跟壓力管理**便更加重要。

決定好睡眠、運動、飲食的時間點

◆日常生活的習慣很重要

如前所述，線上工作的普及間接拉長大眾的睡眠時間，但我們也發現到睡眠品質與一天生活的節奏很容易相互干擾，不只容易導致工作效能低落，還與心理健康失調有著極大的關聯性，獨居者尤其得小心。

該怎麼做**才能促進睡眠品質**，**調整好生活的節奏**呢？等到睡前才做就太遲了，一定得培養從白天做起的習慣。既然是習慣，就不是一天或一週內一蹴可幾的，包含先前介紹過的方法，共有七大要點。

①固定時間睡覺、起床。
②午睡控制在三十分鐘內。
③同一時段運動。
④同一時段用餐。
⑤戶外曬太陽。
⑥晚上不滑手機、不看電腦。
⑦真實的溝通。

我們已在前面的內容談過①**固定時間睡覺、起床**的重要性。②**午睡控制在三十分鐘內**，是因為午睡太久，醒來後不但容易頭昏腦脹、很難真正地清醒，還會影響到晚上難以入眠。不過，最近的研究結果證實，長時間的午睡對於輪班制工作、睡眠時間原本就短的人，或是習慣在早上練習的專業耐久型運動員來說，效果還不錯。

③**運動的時機點非常重要**。如果是每天通勤上下班，早晚的通勤時間就是一般人活動身體的時段，這項習慣讓我們保有一定的日常節奏。有上健身房習慣的人，大多也會規律地在固定時段前往。

另一方面，線上工作隨時都可以運動。只要連上YouTube，瑜伽、個人健身訓練，什麼時間都可以。無論早晨或夜晚，選個自己喜歡的時間運動，有益健康。不過，運動時段還是有必須注意的地方。例如，很多人以為睡前激烈運動，身體累了應該會比較好睡。事實上，這對沉睡中的自律神經系統不是一件好事。堪稱為身心「油門系統」的交感神經，負責讓血壓、脈搏升高，會因為睡前的激烈運動而過度活躍，進而干擾睡眠。扮演「煞車系統」角色，專責放鬆、休息的副交感神經，則因為被交感神經抑制無法啟動，讓我們無法藉由睡眠充分地消除疲勞。

至於什麼時間運動比較好？我想，休假日的上午或下午較早的時段，都是不錯的時間點。**平日的話，儘可能固定在早一點的時段運動**，有助於調整身心的節奏。

◆宵夜最晚在睡前三小時吃完

④**用餐的時間點**，對於調整身體的節奏也很重要。掌控生理時鐘的計時基因，分布在全身細胞裡。負責消化食物的腸胃細胞也存有生理時鐘的計時基因，能夠刺

激這些細胞微時鐘的莫過於飲食。**尤其是早餐，扮演了啟動消化管生理時鐘的關鍵功能**。順道一提，好比格林威治標準時間，負責指揮全身細胞微時鐘的「中央時鐘」位於眉心深處，名為大腦**視交叉上核**的區域。

不過，在探討生理時鐘的科學論述前，相信大家都有睡前吃東西，隔天一早起來就消化不良、胃脹不舒服的經驗吧！睡前吃東西，無疑是對胃腸發出「準備工作嘍」的錯誤訊號，不僅刺激身體，熱量的消耗較人清醒時低，容易胖也是缺點。

再者，吃飽後馬上躺平，很可能讓胃酸往口腔方向逆流，容易引發胃食道逆流。進食後胃酸大量分泌，不只腸道蠕動，將胃裡食糜從上往下推動的重力作用也很大，所以吃飽後儘量別躺著，站著比較好。

這樣說來，宵夜吃得晚的人難免會拖延到上床時間。如果很重視睡眠，就必須**好好調整用餐時間，最晚在睡前三個小時吃完**。如果到家時間會太晚，或許應該考慮先在公司或外食解決晚餐。有些人認為「吃好消化的東西就好了」，但不管你吃什麼，胃酸都會分泌。不想受胃食道逆流受火燒心或打嗝之苦，就得留意別太晚吃晚餐或宵夜。

越來越多人了解飲食跟運動的重要性，但是卻對飲食及運動的時間點不太重視。請注意，**調整飲食及運動的時間點，與調節睡眠節奏有直接的關聯性**。

睡前滑手機真有這麼糟？

◆影響生理節律的光線效果

前述七大要點中的第⑤⑥項，都是養成好睡的重要習慣，而且都和「光線」有關。先前曾說明調整身體的節奏對睡眠來說很重要，而**影響身體節奏的最大關鍵就是光**。身體節奏與工作效能表現，會因為光的使用方式截然不同。無法妥善運用光的人，可是會吃大虧的！

首先，最重要的就是〈線上工作從「早晨的儀式」開始〉提過的**早晨的陽光**。太陽光是所有的光當中能量最強的光源。它與手機的藍光不同，不會有任何讓人焦慮的資訊進入眼球。

早晨的陽光不只能將身體節奏往清晨型調整，還可以促進夜晚時**褪黑激素的分泌**。褪黑激素又稱為睡眠荷爾蒙，深夜是它分泌的高峰。上午曬曬太陽，褪黑激素就會在十二到十五小時後的半夜時分分泌旺盛。可見**早晨的光線擁有啟動夜間睡眠的作用**。

然而，也不是任何時間點照射光線都好，傍晚以後，暴露在明亮的光線下，會對睡眠帶來反效果。燈火通明的環境，會抑制褪黑激素的分泌。**夜晚的光與早晨的光竟帶來完全相反的效果**，真是不可思議。

◆睡前滑手機是萬惡根源？

談到夜晚的光，手機、電腦的藍光是影響現代人的大問題。手機對睡眠造成的影響益發顯著，二〇二〇年韓國研究團隊發表於美國科學期刊《Sleep》的一篇論文，點出夜晚使用手機與下列狀況的關聯性。

- **憂鬱症罹病率增加**。

- **體驗到強烈的焦慮。**
- **人際關係出問題的機率攀升。**
- **生活滿意度低落。**
- **罪惡感與自我批判增加。**

從上述結果來看，就可以知道晚上使用手機實在沒好處。那戒掉晚上滑手機，真的能讓睡眠品質變好嗎？

中國一項研究針對「限制手機使用組（十九名）」與「不限制手機使用組（十九名）」進行睡眠比較試驗，結果發現，**限制手機使用組的睡眠時間比不限制手機使用組的要來得長，而且入睡的時間縮短了。**

不過，睡個覺還要刻意將手機放到另一間房間或關閉電源，應該有些人會因此而更焦慮，更難入睡，所以我對這項結論是打上問號。習慣把手機當鬧鐘的人肯定會擔心「聽不到鬧鈴聲怎麼辦？」、「萬一有緊急電話，會不會聽不到？」。還有那些原本就手機成癮，不把手機放身邊就不安心的人，他們幾乎是把手機當「鎮定劑」了。

也有另外一種說法是，手機的使用其實對睡眠沒有大影響。例如二十到三十五歲的年輕族群，睡前多半都會滑手機。但根據日本知名市調機構 Video Research Ltd. 與電通的調查中發現，年輕世代的睡眠時間在這十年間增加了約一成，平均落在八小時左右。或許是因為晚上外出的頻率降低，提早躺到床上，然後就躺著滑手機，滑到睡著直接「斷電」。

◆手機的夜間模式沒有用？

智慧型手機有種「夜間模式」功能。晚間啟用夜間模式，螢幕畫面會自動切換至偏暗的溫暖色調。該功能的目的在於減弱 LED 發出的有礙睡眠與身體節奏的藍光。我自己也習慣用夜間模式，覺得多多少少有點效果。然而最近的研究發現，夜間模式似乎跟濾藍光眼鏡一樣，對睡眠的正面幫助極為有限。

美國楊百翰大學於二〇二一年發表的一篇論文指出，**啟用夜間模式的使用者與幾乎從未使用夜間模式的使用者之間，在睡眠表現上並無差異。**

這項研究使用的手機是iPhone，以十八歲到二十四歲成年人為對象，區分為三個組別，分別為「啟用Night Shift組」、「關閉Night Shift組」以及「睡前完全不使用手機組」。實驗邀請受試者戴上穿戴式裝置，在床上待八個小時以上的時間，記錄他們的睡眠習慣。

結果並未發現三個組別在睡眠品質及睡眠時間上有任何差異。後來又將受試者細分為「平均睡眠時間七小時」跟「平均睡眠時間不到六小時」兩組，結果發現完全不使用手機且平均睡眠時間為七小時的受試者，比使用手機的受試者得到更好的睡眠品質。另外，平均睡眠時間不到六小時組，無論受試者是否使用手機，睡眠表現上並無顯著的差異。

從這個結果來看，證實**啟用夜間模式似乎對睡眠幫助不大，關閉手機的效果還是比較好**。

◆睡前滑手機的風險不只藍光，看什麼才是問題

即使打開夜間模式，睡前滑手機還是無益於大腦及睡眠。就算自認手機對睡眠影響不大，依舊無法否認實際測量腦波後，發現深層睡眠時間減少與睡眠品質降低的可能性。雖然晚上滑手機的害處，不僅僅是藍光的問題，但我認為有很大一部分還是跟當事者的精神狀態或當下看的內容等認知、心理上的刺激有關。

正承受強大壓力或是有強烈焦慮感的人，更容易上網路爬文，搜尋與自己相關的負面內容。與其探討藍光等硬體因素，**本身的精神狀態及瀏覽內容等情緒因素，喚醒大腦或妨礙睡眠**的影響層面恐怕更大。

光速「斷電秒睡」的人，雖然多少有睡眠短淺的問題，但精神面尚不至於構成太大的影響。但如果將睡眠作為最大考量，我們會發現，睡前關閉手機並把它放置到其他房間充電等，都是「知道這麼做比較好，卻很難辦到的習慣」。

線上工作的溝通可以提升睡眠品質

◆再自在的孤單也是有限的

前面提到調整身心節奏的因素有光線、運動、飲食等三項。但我認為還有最重要的第四個因素——人與人之間的溝通；也就是調整睡眠節奏七大要點中列舉的「真實的溝通」。

人與人之間溝通可以是良藥，也可以是毒藥。跟磁場不對的人往來，很容易讓人累積壓力。然而，**完全沒有說話對象的孤獨感，也會為身心健康帶來不良影響**。

大家可以回想三級警戒時，人們都關在家裡不敢隨意出門，應該會發現自己跟家人以外的人說話的機會明顯減少。單身獨居的人，還有人是連續好幾天，甚至好幾週都沒跟人說上話。

尤其是為了上學，離開家獨自生活的學生，他們的孤獨感更是格外強烈。社會人士在家好歹還有工作要忙，剛上大學一年級的新生，大多處在聽線上課程的狀態，幾乎沒有任何說話的機會。不能參加社團，也無法打工，連認識朋友的機會也少了。

對於比較害羞、不擅長與人交談的人來說，或許認為這種不必與人往來的生活，壓力反而小，而且輕鬆，但我實在不認為有人可以在幾個月，甚至好幾年都不與人交談的狀況下，還擁有健康的社會生活。

此外，研究顯示，**白天的對話跟溝通，可以有效縮短夜晚使用手機的時間**。但溝通與手機之間究竟存在著什麼樣的關係呢？

◆白天越是忍耐，晚上就滑越凶？

一般人會在睡覺前做點什麼來當作睡前儀式，在以前最具代表性的睡前儀式就是閱讀。

這些「睡前做點什麼」有一個專門術語叫做「睡眠拖延症（Bedtime Procrastination）」。不用說，現代人最具代表性的睡眠拖延症就是滑手機。

問題是什麼樣的人容易沉迷於滑手機，進而影響入睡？荷蘭烏特列支大學研究小組曾針對兩百一十八位，平均年齡三十五歲（十八至七十五歲）成年人，調查他們白天的活動、壓力與夜晚使用手機之間的關係。調查結果發現，**在白天越是忍耐不做想做的事的次數越多，夜晚滑手機的頻率就越高**。

白天的慾望因人而異，但期盼**「與人有所接觸」卻是人類最基本的慾望**。當人們處在一個與人接觸、溝通慾望無法被滿足的環境時，不但焦慮程度會增加，夜不成眠，最終還會促使人們轉而透過手機搜尋各種資訊。

即使線上工作的模式將成為未來的主流，**保持一定程度與人真實的溝通，對心理健康依然重要**。對某些人來說，或許可以完全適應不進公司辦公（Full Remote）

的生活，但我認為還是要規劃在某些時候進辦公室。就算沒有進公司辦公的計畫，上社群網站或私訊聊天效果也不錯。不要只討論工作，關心彼此近況的閒聊可以保護我們遠離孤獨的威脅。

白天時的溝通不足，反而可能會提高夜晚滑手機做睡前儀式的機率。**即使沒什麼事，白天時也可以多多跟人閒聊**，這些微小的行動可以減少晚間使用手機的頻率或是滑手機滑到睡著，帶來精神上穩定的感受，從而改善睡眠品質跟生活節奏，對於身心來說都是良好的正向循環。

Chapter 3

排除線上工作的孤獨感

養成不積累憂鬱與煩躁的習慣

不敢開口問的糾結，比你想像中的壓力大

◆有些工作進辦公室做更順手

線上工作趨勢日益興盛的現今，最常見的困惱就是「**小事沒辦法（直接）確認**」。

如果人在公司，遇到不清楚的地方只要轉頭問一下隔壁同事，或利用午餐、休息時間抓到人確認就好。

都是線上作業的話，就沒這麼順利了。只是問點小事就得大費周章地寫電子郵件，碰到比較複雜的狀況，不好做判斷得求助他人時，光想到得從頭到尾地解釋一

次，再考慮到對方說不定也很難回答時心就累，自然也越來越難開口問。

可能有人會覺得「就私訊問一下應該還好吧？」確實是沒有錯，但是如果詢問的對象位階比自己高，這樣的壓力就大嘍。就像上線上直播課程，學生當然可以透過電子郵件或聊天室發問，但若碰到讓你有點害怕，感覺很有距離的老師，除非學生本人很積極，否則大都會心生恐懼地打退堂鼓。

此外，應該很多人都有感覺到，**線上的對話其實很難達到順暢的溝通**。我幫學生上課是可以完全在線上進行，但要線上指導研究生做研究，有時不免覺得有難度。比方說要教學生記錄睡眠腦波，整理電腦檔案或解釋軟體的操作方法等等，不只線上溝通，還要額外花功夫分享螢幕畫面。到最後，我常覺得「乾脆面對面直接討論比較快，不容易出錯，彼此壓力也不會那麼大」。

◆全程都線上，實在有夠累

「無法輕鬆提問」的壓力，並不侷限於線上工作。因為疫情關係，許多公司紛紛採取分流或是調整彈性上班時間，留守辦公室的人數也就變少了。能問的人變少是一回事，我最常聽到很多人會把在辦公室才能做的業務，留到進公司上班那天集中火力做，忙這些就夠累了，自然也沒時間問問題或閒聊。

遇到不清楚的事卻無法問人，一個人悶著頭想的缺點可不只是浪費時間而已。任憑時間流逝工作卻毫無進展時，很容易讓人產生「我好爛！」、「我工作能力好差」等**自尊心低落**的狀況。原本開口問一下幾分鐘就能解決的事，只卡在無處可問的狀況下，工作進度無法往前推進，而且壓力越來越大。

我之所以主張最好可以一週回辦公室上班幾天，就是實體上班才能有「直接詢問的機會」。**難得進一趟公司，不清楚的就當場問清楚吧！**不但是為了防止工作出錯，更快取得進展，也是守護個人心理健康的積極行動。

對自己信心喊話，提升「自我效能感」！

◆遠距環境造成「自我效能感」低落

心理學上有一種概念稱作「自我效能」，英文叫做 Self-efficacy，不僅適用於學習跟職涯領域，也是健康及醫療領域十分重視的概念。這項理論由長年任教於史丹佛大學的心理學教授，曾當選為美國心理學會主席的班杜拉博士（Albert Bandura）所提出。

簡單來說，自我效能就是認為「我可以」、「我辦得到」的信念。**人只要心裡認定自己「肯做就辦得到」，自然會採取積極的行動；如果滿腦子都是負面想法「反正怎麼做都行不通啦」或「應該會搞砸吧！」做起事來就容易畏首畏尾，動機**

也自然下降。

如果可以，人人都想提升自我效能。以下一起來認識班杜拉博士所提出，提升自我效能的方法。

①直接的成功經驗：親身經歷的成功體驗。

②替代經驗（模仿）：模擬、替代他人的成功經驗。

③言語的說服：受到讚賞，接受言語的鼓勵或是對自己說出激勵的話語。

④生理與情緒的喚起：調整身體狀態，讓心情保持穩定。

線上工作因為無法實際接觸到同事、上司、下屬或客戶，要實現②的替代經驗似乎難度比較高。③激勵或正面評價，雖然不是辦不到，但是線上工作只能用言語表達，很難搭配表情、手勢等非語言溝通要素來補強。因此，**對年輕的新進員工或害怕孤單的人而言，數位時代的遠距、線上工作無疑是個削弱自我效能的環境。**

◆說聲「今天很努力呢！」讚美自己

在自我效能較弱的遠距環境下，如何提升效能就更顯重要。雖然遠距無法藉由觀察他人表現與示範得到替代經驗，但是不妨多多關注「今天送出一份文件了」、「雖然只有五頁，但我很認真地完成簡報」這樣都是事實的小事。認真盤點自己**每一項工作成果、做過的事**，就是①最直接的成功經驗。

要在遠距環境下實踐③言語的說服，必須自我激勵、自我讚賞，或是請家人來誇獎自己，如果覺得彆扭，**自言自語也是一種提升自我效能的行為模式**，可以在工作告一段落時來個大大的伸展，**小聲對自己說：「我很棒！」、「今天超認真的！」**雖然將今日完成的工作好好記錄下來，貼在自己看得到的地方，這樣的效果也不錯，但自言自語可是連筆都不需要呢！

一定不能忘的是④生理與情緒的喚起，這跟**調整睡眠或身體節奏**講的幾乎是同一件事。我們花了不少篇幅探討睡眠的重要性，但別忘了它對於自我效能的提升也非常重要。

請試著在休息前或結束一天工作後，稱讚自己：「今天完成了〇〇」、「我今天好拚啊！」這麼做是有可能會被家人白眼，但是在可以按照自己節奏工作卻缺乏刺激的線上環境下，自我讚美不僅能提高自我效能，也是明確劃分工作與休息的重要儀式。

孤單：線上、遠距時的最大風險

◆線上的三大壓力：孤單、溝通不良、注意力不集中

領先全球導入遠距工作模式的美國，在疫情爆發前「孤單」就已經是個很大的問題。二〇一八年美國遠距工作平台暨軟體供應商 Workfrom 與 Hubstaff，共同發表了全球第一份彙整當時遠距工作狀況的報告——《二〇一八年度遠距工作報告》（State of Remote Work 2018）。

這份以一千九百位遠距工作者為對象的調查發現，**遠距工作者所面臨的困擾前幾名分別為孤獨感**（**百分之二十一**）、**溝通問題**（**百分之二十一**），**在家工作容易分心**（**百分之十六**）。疫情爆發後，可以想見全球面臨此煩惱的人數應該直線上升。

一個人或許輕鬆自在，然而，孤單是一種危及精神層面的痛苦狀態。我認為「單獨」跟「孤單」的差異，是遠距工作者人數激增的此時，必須重新審視自己且值得深思的主題。

有時候，獨處確實是比與他人共處更輕鬆，出於自願選擇物理性孤立屬於「單獨，（Solitue 選擇性的孤獨）」。相傳中國古代思想家老子獨異於人，善於孤獨自處，顯見**「單獨（Solitue）」並非孤單**。

「孤單」與「單獨」截然不同。**孤單是一種負面情緒**，想跟他人交談，內心需要並渴望與人溝通，卻辦不到。孤單的原因多半是沒有朋友，沒有說話的對象或沒有家人等等。全球疫情肆虐下的隔離就帶給許多人「孤單」的感受。

◆孤單是健康最大的敵人

許多研究都證實孤單寂寞是健康、壽命及幸福感最大的敵人。美國楊百翰大學心理學教授茱莉安・霍爾特倫斯塔德博士（Julianne Holt-Lunstad），發表了一百四十八篇孤獨相關的研究論文，研究對象涵蓋三十萬八千八百四十九人的數據並進行統合分析（以統計學的方式，統合多項個別研究進行分析的研究方法），結論指出寂寞感與早死率有很強的關聯性。這也可以理解何以英國領先全球於二〇一八年首設，日本也緊接在後於二〇二一年新設「孤獨與孤立事務大臣」。

線上工作者除了注意運動及關心睡眠之外，更應該好好處理孤單問題。但該怎麼做才好呢？突然聯絡多年沒碰面的朋友好像也怪怪的。歐美各國普遍鼓勵大眾從事志工活動，帶給人利他的感受，但登記當志工的門檻太高了，真的這樣做的人並不多。一起來想想有沒有什麼簡單的方法可以排遣寂寞吧！

第一個就是我在書中提過好幾次，安排進公司辦公的機會。線上溝通怎樣都比不上實際的面對面，要知道**面對面的直接溝通有助於沖淡寂寞感受**。

自由工作者不像上班族有公司可去。這時候，我會推薦大家多去有人的公共場所。我自己偏愛像星巴克（Starbucks）、塔利咖啡（TULLY's）或客美多咖啡店（Komeda's）這類有 Wi-Fi 的連鎖咖啡。

老實說，光是走出家門，就對獨自工作的人的健康大有裨益，**比起在家一個人面對電腦螢幕，與陌生人同處一個空間更能降低孤單的感受**。也可能因為身旁工作或讀書的人很多，無形中透過觀察對他人產生興趣。出門工作的另一個好處是，至少點餐時得跟店員說上幾句話。

但在咖啡館待太久也擔心會對店家造成困擾，想長時間工作的話，與其窩咖啡館還不如找專用的共同工作空間。事實上，大學的研究室更接近共同工作空間，學生可以自由進出，愛什麼時候做研究就去做，想喝咖啡就去喝，想聊天就聊天，非常自由。就我個人的觀察，疫情肆虐後的大學生，尤其是研究生之所以會出現心理健康問題，很大一個原因就是學生無法像疫情前那樣自由進出研究室。

當然，**聊天型社群媒體**也是最方便療癒孤單感的新時代科技。美國人經常用 WhatsApp 聊天，研究指出經常使用 WhatsApp 對社會能力跟自尊感有正面的影響。適度使用線上聊天軟體，不但可降低「寂寞感」，還能營造更健康的「獨處」，換句話說就是「積極的孤獨（Positive Solitude）」，這也是遠距工作下需要的心態轉變。

「找人說說話」的心理成效

◆「閒聊時間」因為線上工作而大幅減少

女性自殺率攀升是目前日本政府正面臨的嚴重社會問題。厚生勞動省與警察廳於二〇二一年三月十六日發布一項數據顯示，二〇二〇年日本自殺人數比前一年增加約百分之四點五（九百一十二人），總計兩萬一千零八十一人輕生。其中令人憂心的是女性自殺者竟增加了百分之十五點四（九百三十五人），尤以年輕女性自殺率的增加最為明顯。

專家分析，自殺率增加主要是因為新冠肺炎疫情讓大眾生活陷入困境，家庭內部的衝突、煩惱趨於嚴重所致。確實有不少人因為疫情被迫停工待在家，或是被裁員，收入銳減，扛著沉重的經濟負擔。一九八〇年代後期日本泡沫經濟瓦解、二〇〇八年雷曼危機引發金融海嘯時，日本的自殺率也一度增加，但當時自殺者的年齡層集中在扮演一家經濟支柱、五十歲左右的男性。探討其中的不同，或許是因為跟泡沫經濟瓦解時期相比，日本人的薪資幾乎沒有成長，年收入下降的人更是持續增加，經濟上比當時更趨弱勢的年輕世代，還有面臨更多不穩定、僱傭關係不受保障的女性，在精神上失去餘裕。最悲慘的案例莫過於有人因公司業績慘跌而丟了工作，一個人被邊緣於社會之外，連續幾個月沒有跟任何人交談。

另外也有一種看法指出，年輕女性自殺率攀升可能與待在家裡的時間變長，跟丈夫、子女、父母之間關係陷入僵局有關；換言之，和近在身旁的人關係惡化會對精神造成影響。

但我認為原因或許出在堪稱**現代人精神支柱「閒聊」機會急遽減少，尤其是女性少了聊天的機會**，心靈上的空間不斷被壓縮，最終被迫走上絕路。

近年的社會落實性別平權，不刻意將男女分開來論述，但凡事仍有例外，藉由與周遭溝通交流，以獲得心靈支持的女性確實多過於男性。

來找我看診的人當中，很多人與他人之間的社會連結活動遭到剝奪，幾個月下來完全沒有機會跟家人以外的人說過話。

當然有人會覺得不必跟人說話好自在，對話機會變少剛剛好。但對於把與他人對話當作排解日常壓力的人來說，等於是奪走最重要的抗壓解藥。對大部分生活對話都發生在職場的人來說，無疑是大幅縮減了溝通機會。

◆「說」及「寫」暫時跳脫思考框架

不過，最近有項研究數據剛好與我的假設恰恰相反。加州大學洛杉磯分校（UCLA）津川友介博士主導的日美研究團隊，針對女性自殺者增加一事進行探討，指出年輕女性受到所得水準、雇用制度（正規雇用或非正規雇用）或寂寞（無論是否已婚）的影響比想像要小，家庭照護負擔、家暴及害怕染疫的恐懼等影響恐怕比較大。

我們很難解釋這項結果，但照護的重擔與家庭暴力卻是每日無處可逃的壓力。這對任何人來說都是精神上迫在眉睫的強烈威脅。在我印象裡，與其說寂寞是突如其來地步步逼近，更貼近一點的描述應該是慢性的糾纏相隨，一點一點地侵蝕人們的精神狀態，直到某個時間點啪的一聲斷線，或在酒精的催化下，最終採取行動結束自己的生命。只是，每個人對寂寞的耐受度不同，也有人是絲毫不受任何影響。

但即使如此，**絕對不要小看對人吐露心聲、擔憂及想法的重要性！**別忘了我們在第二章跟第三章都提過，溝通可以為心理健康帶來良好的支持效果。

我會建議那些找不到人說話，甚至連發牢騷的對象都沒有，正在承受巨大壓力的人動手把煩惱寫下來。心靈療癒類書籍或報導也經常介紹這個方法，稱之為「**表達性書寫**」。

如果一直把負面想法埋在心裡，想法只會越來越負面。**將負面想法暫時抽離**，就能重新以不同的觀點看待它。

把腦中的想法書寫出來，效果遠比想像中更好。一般來說，人們會找對象說話，並在描述的過程中梳理自己的想法，藉由交談得知他人的價值觀，再嘗試自我修正。以語言表達的「語言訊息」是心理諮商最重要的基礎。把想法化為語言說給人聽，不但能整理思緒，也可藉由對方的反應修正自己的認知差異。更重要的是，**將自己不經意的想法說出口後，那種非言語的滿足感**。

孤獨並不全是壞事，孤獨也是值得珍惜的寶貴時光。不過如果可以，還是要有意識地保有跟家人以外的人聊天交談的機會。因為獨處慣了，很容易覺得「跟其他人講話好麻煩」、「一個人自在多了」，某天才驚覺自己已經好幾個月沒跟任何人說過一句話。

只是，與人交談的頻率，應該因人而異。沒必要為了創造與人交談的機會，勉強跟合不來的對象搭話。

用「歸屬感」緩和孤單

◆「歸屬感」的薄弱與心理不適

疫情爆發後，所有課程都轉成線上的大學校園，學生們的心理健康狀況產生了極大的隱憂。當中尤其嚴重的是還沒機會體驗校園生活的大一新生。

若是去詢問大三、大四學生的意見，他們可能會表示「線上課比較好」。確實，對於已經有過實體校園生活經驗的他們來說，找工作、搞社團或畢業研究已經夠忙了，省下通車時間，可以保有更多時間的線上課自然比較受歡迎。

但是大一新生不像學長姐體會過實際校園生活的經驗。例如說到早稻田大學，大家都會想到校園裡最具代表性的大隈講堂、大隈重信像，在這樣的校園裡生活培養出早稻田人的「歸屬感」；另一點就是日本人都懂的「愛校心」。對於大一新生來說，線上教學的效果再好，**就心理健康層面來看，依舊無法取代實體校園上課的效果**。

網路上的大隈講堂看再多次，都無法跟親身體驗的校園相比。感覺孤單是肯定的，但對組織的認同感越來越薄弱，恐怕是更嚴重的問題。這個問題不只發生在大學校園，對新進員工來說也一樣。如果沒有親身體驗公司實際工作的氣氛，難免會產生懷疑「我真的進這家公司了嗎？」，也無怪乎新進員工缺乏現實感。

◆穩定心理狀態的重要因素

調查顯示對公司或團隊有**「歸屬感（Sense of Belonging）」，或擁有一顆「愛公司的心（愛社精神）」，不僅能提升工作產能，還有益心理健康**。非營利智庫COQUAL調查發現，對組織有歸屬感的員工相對於沒有歸屬感的員工，產能不僅高出三點五倍，工作態度也更為積極。

最近的研究也同步指出，**對團隊或組織有強烈歸屬感的人，在視訊會議上感受**

到的疲勞度比較低。歸屬感看似有種被束縛的感覺，但如果一個人無法明確找到自我的認同，確實會有另一種心彷彿靜不下來的躁動。

那要如何提高對組織跟團隊的歸屬感呢？我要再次強調，真實互動的交流效果絕對最好！就算不是促膝長談，只是閒聊個幾句「**好久不見！**」、「**最近過得怎麼樣？**」簡單的問候就有增進歸屬感的效果。

倘若真的只能線上交流，視訊通話的效果還是比語音通話的電話來得好。光是聽聲音，是不可能馬上對學校跟公司產生歸屬感的。只能說，影像畫面真的很重要！

前面在〈提高投資報酬率，疲勞感就會降低〉提到，在**會議前、後閒聊一下**，不只紓壓，還能增進對組織的歸屬感，降低寂寞感。會前十分鐘，會後十分鐘，先把時間明確切開就不必擔心會耽誤正事。閒聊可以拉近員工彼此的距離，比較容易讓員工產生「進這家公司真好！」的感受。當然，不要一個人在那邊高談闊論就好，也別把會議時間用來訓斥或責備員工。

不管是對員工或是同學，關心彼此「過得好嗎？」不只是溝通層面的問題，建立如隊友般的革命情感，也很重要。

「一對一會議」可維繫遠距的心理健康

◆多人會議很容易累積不滿

新冠肺炎疫情蔓延後，所有得召集多人參與的會議或課程，幾乎全部改採線上方式。過往我個人大約十人的專題討論，到超過百人的課程，甚至會議，在此時此刻，全數都改採線上進行。

疫情之前，不管是學生的論文指導、校園生活的疑難雜症或心理健康輔導等，我都會固定安排時間跟學生一對一面談，然而疫情影響校園後，原本的一對一面談也不得不改在線上進行。

剛開始我也會有「第一次上我課的學生還是該直接碰面比較好」或「突然跟老

師在線上見面，學生會很緊張吧？」的想法。但實際執行後發現，不需要跟學生協調碰面地點，省去通勤外還多出額外的自由時間，絲毫沒有任何的不便。學生對線上面談大多給予正面的評價。

即使都是線上會議，但是要團體一起還是單獨的一對一，都會有不同的樣貌。在團體線上會議，溝通很容易被忽略。這點不只會造成焦慮，甚至還可能夾雜不滿。團體線上會議充斥太多臉部表情、手勢等難懂的非語言溝通要素；一對一線上會議的效果儘管不及實體面對面，但是可以確實地注意到對方表情、手勢。

其實，全球頂尖企業的高層們也想過一模一樣的事。一對一會議，英語稱作 1 on 1 meeting，美國四大科技巨擘 GAFA（Google, Amazon, Facebook, Apple）早已廣泛導入。這類頂尖 IT 企業因其職業特性熱衷於遠距的線上工作，因此很早就意識到線上溝通形式的確行得通。

一對一會議通常**由主管與下屬一對一，每週一次，十五到三十分鐘的線上約談**。十五到三十分鐘的會談看似短暫，但若是實際的面談，光是被主管叫進會議室，就足以讓下屬備感壓力。線上的短暫會談，可以相對減輕這方面壓力。

◆「一對一會議」必須充分理解彼此溝通目標

我認為一對一會議的重點在於內容跟時間。但是，即使時間再短，如果全程都在碎念「還沒做完嗎？」或「你要認真一點啊！」之類的訓斥或說教的話，基本上已經構成霸凌／騷擾。所以，為了多讓學生開口，在跟學生一對一會議時我不會先講，我會先從好回答的問題切入做球給學生回答。

如果是公事上的會議，目的跟議程通常更明確，所以我認為進行一對一線上會議，對於降低遠距工作中，因為缺乏溝通引起的焦慮跟不滿，應該是滿有效的。

重要的是**彼此先確認好本次會議的目的跟目標**。漫無目的的面談不但浪費時間，還可能使溝通失敗。確認好目的跟目標，才可以預防離題。

接著就是要**傾聽對方說話**。再次提醒大家，會議不是讓上司拿來自吹自擂跟說教的地方。雖然會議名稱叫做「一對一」，但我認為發言時間比例可以抓在「0.2：1」。下屬說的話主管不一定都能理解，但可以說聲「辛苦了！」。最大的前提是，站在同理對方價值觀跟情緒的角度上傾聽。

「一對一會議」必須**在三十分鐘內結束**是有其意義的。透過會議分享彼此的問題，一起思考解決方向或如何處理。不需要提出明確的解答，重要的是讓對方明白，有人會陪著你一起煩惱。最後由主管**提出可提供的協助**，對彼此表達感謝後即可結束會議。

這種模式不一定適用於所有狀況。有人可能私訊聊一聊或寫封電子郵件即可溝通無礙。但應該滿多人都有過同樣的感受，遠距工作實在很容易累積各種不滿。等到寫出內容很嗆的電子郵件，或在社群網站上、私訊裡筆戰產生摩擦就太遲了。一旦萌生不滿，就得儘早摘除才能緩和內心的焦慮。「一對一會議」的最大功能在於提升組織及個人整體心理健康，而非著重於提升效率。

家人造成的焦慮怎麼辦？

◆其實家人也在顧慮你

遠距的線上工作之所以焦慮跟煩躁，其中的原因不只是孤單，或工作進度不如預期那麼簡單。造成**煩躁的最大理由，有時候正是你最重要的「家人」**。

對於被迫居家辦公，還得與家人同住的人來說：

- 工作或線上會議時，小孩在旁邊玩耍並發出噪音。
- 房間外，講電話的聲音或吸塵器、洗衣機各種家電發出的噪音。
- 自己忙得要死，但家人在旁邊爽爽看電視或上網。

- 只要家人上網，頻寬被影響，連線速度就變慢而令人不耐。

但別人從旁看這些線上工作的人卻是這樣：

- 坐在電腦前不知道在煩什麼。
- 人明明在家，卻不幫忙打點三餐也不打掃。
- 家事都丟給別人還一副理所當然的樣子。

在家人的眼裡，遠距工作的本人才是真正的大麻煩。雖然每個家庭的狀況都不太一樣，但是因為遠距、線上產生摩擦的家庭還真不少。

與家人和睦相處對心理健康至關重要。一個人若無法取得家人的諒解或支持，精神層面上將難以安穩。

但家庭關係不同於職場等社會關係，自有它棘手的地方。這裡我想分享**即使居家工作，也無損於家庭關係的**三**大原則**。

◆與家人同住的遠距三大原則

第一個大原則是**事先告知家人自己遠距工作的預定排程**。不需要鉅細靡遺，大概是像「中午前我得完成報告」或「下午兩點到四點，我有個重要的視訊會議」等，只對家人說重點行程，方便家人在該時段安排外出或其他行程。

第二個大原則是，**遠距工作者本人必須分擔家事**。平常出門上班，回到家就一臉疲憊，家人就算想請你幫忙，但一看到你那張累慘的臉，自然會在心理上產生「哎呀真拿你沒辦法」說服自己動手收拾。但一直待在家時就不同了，看著眼前的人在家一整天，卻連一點忙都不幫，絕對會令家人產生強烈的反感。就算當事人嘴巴上喊著「連續線上會議真是累死我了！」家人也只覺得那是自私。

第三個大原則是**減少與家人共處的時間**。具體來說，就是將工作地點拉到外面的咖啡廳或共同工作空間。換句話說就是建議各位「自主通勤」跟「微分居」。家人就是在一起的時間越長，越容易埋下不滿的種子引爆衝突。有技巧地拉開距離，也是家人和睦的祕訣。

◆值得一試的「微分居」

來找我諮商的個案中，有好幾個因為丈夫居家辦公導致夫婦關係惡化的例子。之所以會整理出這三大原則，正是我跟這些個案對話後的體會。有對夫妻聽取我「微分居」的建議，實際嘗試後，夫妻間的感情更勝從前。該個案的丈夫所服務的公司，單趟通車就得耗費兩小時，他在辦公室附近租了間公寓，每週安排兩天進公司，另外三天居家遠距工作，休假日回到家就不再忙公事。對遠距工作者本人來說，可以確保在工作時間的獨處清靜；對家人來說，平日也不必看到整天關在家裡一臉煩悶的爸爸了。這個因為「微分居」而讓家人重新凝聚在一起的案例，讓我留下深刻的印象。

但我也想強調一點，家庭關係不一定會因為疫情或遠距工作而變壞。根據經營懷孕、育兒社群企業 Babycome, inc. 在一份比較疫情前後夫妻關係的網路問卷調查中發現，百分之二十二的受訪者表示「關係變得非常好」或「比以前好一點」。表示「關係比以前差」或「關係變得非常差」的受訪者占百分之十二點六，調查規模雖然只有三百三十二人，但由此可知發生的不完全都是壞事，反而看得出這些家庭在疫情下，透過溝通、互助試圖重新發現並再造全新的家庭關係。

仔細觀察這些感情變好的夫婦的相處，會發現相當符合剛剛介紹的三大原則。家人是我們身心健康最強的後盾。請各位千萬不要成為「在家一臉不耐的麻煩人物」，用同理心好好對待家人吧！

掙脫「秒回恐懼症」的枷鎖

◆秒回不等於工作能力強

自從通訊軟體 LINE 普及之後，「秒回」跟「已讀不回」已成為熱門話題。不立刻回訊息就會被說話，沒馬上回訊息就會被討厭，已讀不回代表漠不關心等，這些負面溝通的齟齬也造成相當大的問題。

之前我都覺得這是年輕人的話題，反正事不關己，當初也沒想太多。但事到如今不能再置身事外，只是我用的不是 LINE，而是商務聊天軟體 Slack。

Slack 自二〇一三年推出後在全球迅速竄紅，是款使用者不斷攀升的通訊軟體。最初的主要使用者都是工程師，後來逐漸拓展到一般商業使用。

曾經自認與通訊軟體無緣的我，現在不管跟研究室的成員、研究所學生、準備畢業研究的大學部學生，都是靠它來完成溝通。一般交換訊息或聊天，還有關於Word或Excel檔案互傳，Slack都比LINE（至少對像我這種中年人來說）要便利許多。設想看看，如果這些訊息全用電子郵件往返，信件量不知道有多龐大。電子郵件對現在年輕學子來說是個有點雞肋的工具，因為他們很少讀信，回信速度也慢，但他們Slack倒是回得跟LINE一樣快，這倒是個耐人尋味的現象。

不過，方便的Slack也有令人頭痛的問題。第一個就是「馬上回訊息」，這個問題不只Slack有，LINE也一樣。這些通訊軟體的回覆方式比電子郵件快，所以「秒回」是很基本的事。我自己也會習慣儘快回覆訊息，有時對方回得晚一點我就很焦慮，擔心對方「到底讀訊息了沒……」。

訊息回得快容易給人工作能力好、有心做事的印象。時至今日，「能幹的人回訊息就是快！」這種重視速度勝於內容的意識依舊根深柢固。

然而最近我**深切感受到「秒回訊息」的缺點**。例如當我正忙著某項工作時，Slack的通知提醒也同時響起，雖然想說可以晚一點再回，但又擔心「等一下忘了回怎麼辦」，**最後只好暫時放下工作先回覆訊息**。就算只是來回幾個訊息，工作進度也被影響了，幾乎每次都得重新「熱機」才能銜接回來。

有人會說「我是電子郵件派的，沒差啦！」，但要注意馬上回信跟往返太多次的電子郵件也會令人精疲力竭。加拿大英屬哥倫比亞大學的研究發現，**如果將可能導致多工任務的電子郵件信箱，每天的檢查次數限制在三次以內，不但能緩和日常的緊張跟壓力，還能提高幸福感**。研究小組也發現，沒有限制郵件檢查次數的受試者壓力不僅大，生產力跟幸福度也直線下降。會被回覆速度追著跑的可不只社群網站或商務聊天，電子郵件也是，這些都對心理健康沒有好處。

收到訊息一定要馬上回，訊息沒回就焦慮的「秒回強迫症」是注意力渙散的主因，結果往往造成工作效率低落。

◆逃出秒回地獄

話說回來，要是沒有這些通訊軟體，社會活動也很難成立。線上工作越來越普遍的狀況下，通訊軟體的存在只會越來越重要，學會妥善運用這些工具或許能幫大家減少壓力。雖然狀況因人而異，我自己的因應對策如下：

1．尋找「等等再回」貼圖

Slack有「新增自訂表情符號」功能，可以製作像LINE的貼圖。利用這項功能自製常用的貼圖，例如「謝謝」或「我先回去了」等都很實用。

2．希望對方儘早回覆，就加上標注

沒有特別標註人的貼文，群組成員有時看了也只會保持觀望放著不回。就跟電子郵件署名給「所有人」詢問某件事，但所有人都在等其他人回應是同樣的道理。

善用「@」功能，明確標注有促使對方加快回覆的心理效果。

3．共享「不求秒回」的文化

另一個我認為很重要的關鍵是，消除不馬上回覆訊息對方就會生氣、沒辦法工作或是被酸的「秒回壓力」。跟群組成員分享傳送訊息的原則，例如希望早一點獲得回覆就先講清楚，沒特別說明的都可以慢慢來等。

4．對重複的問題保持耐心，不要責怪

但有時候真的會忘記回覆訊息。我就常發生對方上傳檔案給我，等到要下載時卻忘記檔案放在哪裡或是已經過期，老是得重複詢問對方。我覺得最好建立一個能隨時開口「之前檔案放哪啦？」、「這個問題我回答過了嗎？」沒有壓力，相互提醒確認的關係。

如果我發現自己開始對學生感到不耐，我會儘可能提醒自己多點耐心。因為說不定學生也正為了我忘記回覆訊息而困擾呢！

遠距與進辦公室的最佳比例

◆遠距的比例增加，也不建議百分百遠距

應該許多人都不會否認，一旦體驗過遠距工作，就無法再回去每天早上擠公車跟交通壅塞的通勤生活。

但我認為，一、兩個月完全不進公司的遠距又是另一種層面的痛苦。或許有人因為職業關係，真心認為幾個月、幾年都不進公司也無妨，但我相信大多數人的感受是「**一直在家也好累**」。

二〇二〇年，日本媒體時不時便會針對「遠距工作的比例多高效率最好？」進行調查。就我個人收集的資訊所及，票數最高的遠距工作頻率分別是：

「一週兩到三天」日經 BizGate。

「一週三到四天」Members（數位行銷公司）、Adobe 公司。

這項結果或許可以解讀為「可以接受」或「希望」每週有一半的天數遠距工作。只有少數派希望一週只遠距一天或是希望一週只進公司一天。

現在的工作方式越來越多元，沒有少數必須服從多數的必要。但一般來說，從身心健康的觀點來看，我個人並不推薦「百分之百的完全遠距」，建議可以彈性上班，至少每週進公司一次。我之所以這麼想，是來自過往一位患者的治療經驗。

◆遠距過勞的病例

這是一位三十世代的單身男性，服務於一家大型生技公司。因新冠肺炎疫情影響，切換為完全遠距工作。公司了為落實防疫對策，全面禁止員工進公司上班。

該名患者並沒有因為疫情而困擾，起初還因為省下通勤時間，每天早上也不用趕著出門，過得比以前還舒服愉快。然而這份氣定神閒很快就不見了。因為待辦的事項排到天荒地老永遠做不完。本來在公司一個小時就能做完的事，卻因為在家而容易分心或沒辦法直接問同事，得花上一整天來完成。好不容易資料做好了，卻被老闆一句「我有這樣說過嗎！」退件重來。各項業務也因工作效能低落逐漸延遲累積，陷入惡性循環。

沒有上、下班的感覺，一整天除了吃飯、上洗手間，全都坐在電腦前。晚上愛工作到幾點就幾點，把日子過得像是生活節奏紊亂的學生似的。相當然耳，**工作時間無止境地拉長，但集中注意力的時間幾乎完全沒有**。

為了好入睡所以開始喝酒，三餐只靠便利商店的高熱量食物打發，除了外出覓食幾乎大門不出。漸漸地儀容開始邋遢，甚至連公司定期召開的視訊會議也忘得一乾二淨。從旁觀者的角度看來，這已經不是能好好工作的狀態。

儘管患者都是待在家裡，但我還是開立了「憂鬱症」的診斷證明，讓他去向公司申請留職停薪，對我跟患者彼此來說，都是一段不可思議的經驗。但他即使申請了留職停薪，還是不改荒廢墮落的生活。於是我明確指導患者運動、飲食等重建生活的節奏，也跟患者的公司討論復職後可否每週至少進公司上班一天。起初我替他開了輔助性處方用藥調整生活作息，兩個月後不必再服藥，也成功復職。現在患者已完全恢復健康，不再需要到我這裡回診。

「**遠距過勞**」的人其實還滿多的。經歷上述病例，我認真地提出每週少則一天，可行的話最好兩、三天進到辦公室工作比較好。

然而，遠距跟進辦公室的比例，還是跟個人有關。有人確實是在轉換成完全遠距後，工作表現變得更好。但遠距工作的最佳比例並沒有絕對的標準答案，**完全不進公司上班依舊不利於大部分人的心理健康**。

先前我曾提過，與他人閒聊對於維持心理健康不可或缺，但即使在社群網站聊得再多再開心，在家跟人線上交談都有一個極限。最快的方法就是去上班。因為完全遠距感受到壓力、心情沉重的人，請勿執著於遵守遠距工作規定，一週至少進公司一到兩天可以提升心理健康。如果能夠彈性上班，建議避開人潮擁擠的時段，或許也能降低一點通勤的抗拒感。

Chapter 4

數位過勞下的休息術

小心殘害你身心的隱形壓力

小休息＋大休息構成一天組合

◆遠距工作很難好好休息

開始遠距工作後，我深深體會到「休息」的困難。就好像在公司，如果一直待在辦公室，在上司跟同事的注視下難免很難放鬆。這時我們會暫時離開座位稍事歇息、中午到外面悠閒吃個午餐或是走去超商買杯茶之類的，採取一些具體行動來轉換心情。

但如果人待在家裡遠距工作，會發生什麼狀況呢？尤其是待在自己的房間裡工作，完全不需要像在公司那樣得留意他人的目光。可以想見，人很容易鬆懈，就這樣坐著耍廢上網亂逛，變成都在「休息」也說不定。坐在電腦前，只要螢幕畫面不被其他人看到，都會表現出一種讓家人覺得「你有在做事」的感覺。

再者，遠距工作很難完全集中注意力，過程中如果已經時不時分心滑個手機或上網「漫不經心式的休息」，更會對真正離開座位去好好休息這件事感到罪惡。

在家跟在公司不一樣，可以不必在意旁人的眼光好好放鬆，但相對損失的不只是工作的專注力，甚至會連同一個人好好「休息」的動機也一併剝奪。**正是因為在家能按自己的步調工作，所以「有意識地休息」才格外重要**。

不過話說回來，儘管心裡知道「休息很重要」，但還是很容易一不小心就坐整天，渾渾噩噩，一味延長那不知究竟是在工作還是休息的時間。所以我認為有個**具體的休息規則**，才能有效降低工作拖沓的風險。

◆工作二十五分鐘、休息五分鐘，上午一次、下午兩次的小休息

與其思考「間隔幾分鐘」休息，我建議大家在大腦裡建立好**「小休息」**跟**「大休息」**兩種休息模式。所謂的「小休息」是指三到五分鐘的短暫休息——離開座位，喝個茶，伸展一下身體或眺望遠方，概念就像穿插一小段放鬆時間。這個方法

符合工作二十五分鐘，休息五分鐘重複循環的經典時間管理術「**番茄鐘工作法**」。**每二十到三十分鐘穿插一次五分鐘的「小休息」**。接著**每二到三小時一次，約二十到三十分鐘的「大休息」**。「大休息」的頻率可安排上午一次，下午兩次。

如果天氣好，可以利用「大休息」時間走到戶外去曬曬太陽，看看樹木花草，接觸大自然跟呼吸新鮮空氣最能讓人身心煥然一新。也可以聽音樂放空或是做伸展。在房間裡備好瑜伽墊，休息時只要想動一動，隨時都能運動伸展。

關於最佳休息的間隔，有人認為人類能保持專注的時間是三十分鐘，也有人認為是六十分鐘，還有更多不同的研究結果。不過，人類可維持專注的時間長度，或是需要休息的時間點，會因為當下的身體狀況、工作進度而有不同。我認為去爭論究竟能保持多長的專注時間意義不大。無論當下的身體狀況或工作內容為何，這種「小休息」穿插「大休息」的想法，都是一種標準且方便執行的間歇休息方式。

老是覺得**在工作中無止境地拖沓，到最後失去注意力**的你，請務必試試看這種間歇休息法。

OFF，隨時轉換場景休息一下

◆重新評估咖啡時光的價值

休息的類型五花八門，有像暑假或春節年假的長假，也有像週末、國定假日這種一天的休假，還有穿插在一天工作中的「休息」。每一種「休息」都不可或缺，但在數位時代，重要程度與日俱增就是番茄鐘工作法這種頻率較高的「休息」。「休息」可以緩解眼睛疲勞，也能預防坐太久、防止注意力渙散，它的重要性我在書中不斷地重複說明。在適當的時機適度休息，不只提高工作效率，也與身心健康息息相關。

然而，我們都很難找到「適當的時機」休息，包括我自己也一樣。總是不知不覺地一直做下去。

容我再次強調，**讓自己每三十分鐘到一小時就有機會離開座位或電腦螢幕休息的做法，才更貼近現實**。儘量更健康的休息法對自己也比較好。左列就是我個人希望而且有具體實踐的休息機制，但其實並沒有過於特別之處。

①喝杯咖啡或茶。

②使用器材運動（伸展或健身平衡球等等）。

③跟家人聊天。

工作的最佳夥伴就是咖啡了！尤其是可以用比咖啡廳更實惠的價格，在家享受一杯好咖啡。線上工作已是一種新常態，喜歡喝咖啡的朋友，如果想在家盡情享受咖啡時光，可以考慮用更講究的方式煮杯好咖啡。買台咖啡機是不錯的選擇，但我更推薦直接燒一壺水、使用波浪濾杯，像個咖啡師那樣手沖咖啡，或是用法式濾壓壺沖咖啡也不賴。

雖然比較費工夫，但絕對比咖啡機煮的更好喝。之後你就會開始要求咖啡豆的品質，或關心起哪裡有賣好的咖啡豆。將熱水從磨好的咖啡粉上方，以畫圓方式緩緩注入濾杯，這一連串全身貫注的動作有安穩靜心的效果。使用後的濾紙、濾杯跟咖啡杯，都需要動手仔細地清洗乾淨。**做家事，尤其像洗碗這種整理型家事**，無論從減壓或活動身體的角度來看，都是很好的選擇。

◆「維持現狀偏誤」造成休息門檻

說到利用休息時間做運動，最方便的大概就是伸懶腰或是將兩側肩胛骨往後夾之類的動作。老實說有動總比沒動好，先把隨手可用的器材準備好也是一招。假設你房裡有顆健身平衡球擺在那，想動動身體時，人只要坐上去就好，就不會有「要開始做一件事」的掙扎，也就是降低心理障礙的意思。伸展對身體很好，但每一次都要重新把墊子打開也很麻煩吧？如果有可以融合在生活中的簡易伸展器材，人坐上去就能伸展骨盆，應該會很受歡迎。

與家人同住的人，**休息時間就是最好的聊天機會**。「肩膀好緊啊」、「一直看螢幕眼睛好累唷！」發個牢騷或是聊聊「晚餐想吃什麼？」、「下次休假要去哪裡？」等工作以外的話題也不錯。

人都有一種想持續手上正在進行的事，不想要變化的心理特質，心理學上稱之為「維持現狀偏誤」。**「休息」看似簡單，但要改變「維持現狀偏誤」做切換其實相當麻煩**。所以想辦法降低「休息」的障礙才會變得那麼重要。

只是在心裡喊「要經常休息唷！」是無法克服維持現狀偏誤的！因此我才會建議利用「手沖咖啡的樂趣」或「備好隨時都能伸展的器材」，花點心思幫自己降低「維持現狀偏誤」。

消除數位過勞的三種休息法

◆從「身體」休息到「心＝腦」休息

星期二是我一週裡最累的一天，幾乎從早到晚被各種授課、面談及會議等行程塞爆。二〇二〇年日本疫情嚴峻，疫情期間所有行程都轉成線上，但我感覺卻是比往年更累。

身體也沒什麼勞動，晚上卻累到不可思議。我曾有一天查看 iPhone 裡的健康應用程式，步行竟然只有三十步，這個數字連我自己都傻眼。

「都沒在動，到底是在累什麼！」會這麼想很正常。

從這點來看，修復疲累的身體或是以生病休養、受傷治療為目的的「身體層面的休息」已經不夠了。這裡要探討的是**精神壓力引發的疲勞**。

真實世界裡，因工作、家庭或人際關係等引發的精神壓力，也稱為「**情緒疲勞**」，這是種一不小心就容易崩潰，必須小心看待的議題。如前面所討論的，數位、線上工作在認知負荷超載的狀況下，都會令大腦相當疲憊。

對現代人而言，可減輕、復原日常精神壓力的「心靈層面的休息」日益重要。在**網路社會裡「心靈層面的休息」，其意義幾乎等同於「大腦層次的休息」**。

每個人的壓力耐受度不一樣，精神上的疲勞與肉體受傷也不同，有的人看起來很好，每天笑嘻嘻，但某天早上可能再也爬不起來，或突然一陣悲傷襲來眼淚完全止不住等，這些只有自己懂，甚至連自己都搞不懂的狀況，是很可能發生的。

那麼，你是不是很想問，「心靈層次的休息」到底該怎麼做？在此分享第三種與「心靈層面的休息」有關的休息法，非常重要。

◆「為自己休息」最重要！

第三種休息，叫做「為自己休息」。這是指即使身心健康沒有任何狀況，還是要適時從日常工作抽離，以創造個人專屬時間為目的的休息。

- **做平常沒辦法做的事。**
- **去平常沒辦法去的地方。**
- **什麼行程都不排。**

不是「為了讓身體休息該做什麼」或是「為了讓心靈休息該做什麼」這種盡義務的心態才採取行動，而是從容按照自己的喜好度過的時光，才是真正「為自己好的休息」。你想怎麼過都行！

有些人只要沒有工作或行程心就慌，這種類型的人可以事先把自己喜歡的事排進行程。**「為自己休息」的最重要關鍵是「所有事都能自己掌控」**。如果還得配合他人做不甘願的事，那就不行。

不過，能安心一整天為自己休息的人並不多。如果是這樣，試著從幾個小時開始，至少擁有一段不受他人干涉、抱怨，可以隨個人心意度過的時光。這其實就是有益心靈的休息。

休息可以分為三類：「身體層面的休息」、「心靈層面的休息」、「為自己休息」，因為身處在遠距、線上工作、數位過勞時代，所以更需要「為自己好的休息」。讓我們一起重新檢視自己的日常生活跟行程安排吧！一週只能擠出兩到三小時也不要緊，先找個下午排開所有行程就很好。

數位過勞的警訊

◆小心！線上工作特有的假性休息

到處走動、搬運物品、長時間站著工作……這種「身體層面的疲勞」，如果沒有適度休息，身體很容易會垮掉。「心靈層面的疲勞」就像是接待客戶、面談或做簡報等，這類因為耗費心神所帶來的精神壓力，雖然沒那麼容易療癒，但若能保有獨處的餘裕，再加上好好睡一覺，通常都能消除。

現今數位時代、線上工作的勞累，固然有一部分是因為身體疲勞而來，但大多數仍屬於心靈層面的疲勞。從不易清楚劃分，視覺聽覺上的不同步……這些情況來看，我認為「腦神經疲勞」的成分居多。

「數位、線上疲勞」的棘手之處在於，**「腦神經疲勞」與身體、心靈層次的疲勞不同，人們很難察覺大腦「已經想休息了」的需求**。

原因出在身體根本沒什麼動，還是整天都坐在椅子上，坐姿本身就被認定是在休息的姿勢。如果一直以上網或滑手機的方式來放鬆，明明應該好好休息，兩眼卻還是盯著 LED 螢幕看，但使用數位裝置的意義來看，根本跟工作時沒兩樣。這下子只是累積更多的數位、線上疲勞。

當事人可能會認為自己是在休息。跟無聊的文書作業或傷神思考電子郵件該怎麼回相比，滑手機逛社群網站、打手遊的確可以轉換心情。但是數位環境造成的大腦疲勞，或癱坐在椅子上一整天貌似休息，卻悄悄造成腰、背的負擔，這種完全沒消除掉任何疲勞的休息，根本是「**假性休息**」。

所以，我建議大家**必須設計一個無論如何都得讓自己停下來的休息機制**。遠距工作者請試著回想還在辦公室上班時，想休息的話會做些什麼？你們應該會離開座位，走去自動販賣機、便利商店或上個洗手間，沒錯吧？

◆「咖啡因成癮」對休息而言很不賴

雖然大部分的辦公室座位都會有隔板隔開與同事的距離，但偶爾想要獨處片刻，呼吸一下外面的新鮮空氣時，還是會忍不住在意周遭的目光。在家工作時雖然也有同住家人，但基本上不太會去顧慮他人。

真心建議大家工作時**空出三十至六十分鐘的休息時間，離開座位，稍作活動**。就這層意義來看，各位不妨把我先前介紹的站立式工作桌，列入居家傢俱採買的選項。站立式工作桌可以讓使用者站著，因為長時間站立而覺得累時，也會讓使用者很自然地原地活動四肢，或是變換姿勢坐下來休息。

抽菸在現代是個惹人嫌的行為，雖然說抽菸是因為依賴尼古丁的成癮行為，但是想要抽菸就得去吸菸室或專門的空間，這類頻繁的走動、休息或許是「數位過勞」時代的理想休息方式。只是考量到吸菸有礙健康，還是不要輕易推薦給大家，如同前面談到的，**現代人還是喝「咖啡」好！**

像我這種每隔一段時間就想喝咖啡，沒喝就沒辦法做事的人，算是輕度咖啡因上癮。我們就可以利用這個習慣，順勢把它變成一種休息。

當然，一天連喝好幾杯或傍晚後喝咖啡然後影響睡眠的喝法還是不妥。不過，白天時就可以好好善用，因為咖啡因有利尿的效果，在增加跑廁所次數的同時也提高走動的頻率，雖然有點傷腦筋，但是對於休息還是有效果的。

擔心累積太多郵件，就利用假日早晨整理吧！

◆假日可以不看信件嗎？

各位會在假日或工作以外的時間，查看與公事相關的電子郵件嗎？

像我這種責任制的大學教員，只要醒著，幾乎三百六十五天隨時都在查看電子郵件。學校來的通知、郵件清單（包含廣告信），平均一天就有超過一百封，有人甚至會收到更多。週末一天不看信，光想就會頭皮發麻。很多人為了不想讓自己身陷「郵件地獄」，不管休假或是外地旅行都會看信，也會努力回信。

「我也很想休假時不看信，好嗎？但只要想到星期一的信箱，裡面不知道會堆

多少信，精神上根本無法好好放鬆！」

不管是上班族，或是我身旁的大學行政人員，只要是需要使用電子郵件執行工作業務的人，幾乎每個人都會對上述心態點頭稱是。

工作時間以外的電子郵件在世界各國同樣引發爭議，法國已於二〇一七年立法保障國民有權拒絕下班後或休假日公務相關所有聯絡的「斷線權」。「休假無須擔心工作，讓身心好好休息」已不只是資方應盡最大努力的義務，還必須立法保障。

「斷線權」已在許多外國企業間日漸普及，也有部分的日本企業開始跟進施行。例如三菱 FUSO 卡客車股份有限公司，二〇一四年起，就導入員工長期休假中得拒絕收信並由公司伺服器自動刪除信件的系統。

不過，設想一下如果日本真的完全行使「斷線權」，會是什麼樣子？我猜即使休假日可以不收信，恐怕還是有人會擔心「明天早上信箱會爆炸吧」、「〇〇應該來信了，天啊壓力好大！」**面對收假後堆積如山的信件，又該如何處理都讓人惶惶不安**，連放假都無法安心休息。

◆逃離郵件地獄，平常就得這樣做

以前，我給這些大量依賴電子郵件處理公司業務的人的建議是，「要有明確的上下班界線，休假日就不要再收發信件！」，或是跟國外企業同樣的做法，週末時設定「目前無法連線收信，將於週一上班後回覆您訊息」的郵件自動回覆。

當然有人會覺得這種做法相對恰當，但是我最近開始覺得利用休假日的早晨整理信箱，刪除不要的郵件或簡單回覆必須快速處理的信件，之後再好好休息的做法也不錯。

清理信箱後心情舒暢就可以安心休假。休假日的一小段時間，不但能累積小小的成就感，也能減緩收假後郵件堆積如山的恐懼。

我建議假日也會收到一大堆信的人，可以退訂購物網站的電子報，或是把那些定期發送但不緊急也不必要的信都清除掉，因為就算是垃圾信件也會給大腦增加額外負擔。如果不想退訂，那就設定好自動分類信件或封存資料夾，**儘可能讓收件匣保持清爽**。

再者，週末時才收到一大堆信也可能是你自身的問題。在星期五傍晚提出重要的工作委託或是發信討論，真的對你來說很重要？會不會只是徒增對方的困擾？當你不選時機發信時，對方當然也不會挑時機回信，甚至他們還會另外再提問題。如果是迫在眉睫的工作也就罷了，但是寄送電子郵件的時間通常事關對方的感受。建議**重要的工作討論不要拖，務必在一週的前幾天就著手進行。**

就是遠距才要請特休假

◆無法請特休假的四種心態

進公司上班固然也有「沒時間休假」或「假好難請」的困擾，但這種狀況在遠距工作時也會發生。相信很多人對於居家上班還請假這事有這樣的想法「請什麼假？不就跟休假在家上班差不多嗎？」，還有很多老闆會覺得「不好好盯著（員工）怎麼行！搞不好爽躺在家，還假裝有在上班領薪水咧！」

自從遠距工作蔚為風尚後，職場上確實是瀰漫一股無法光明正大請特休假的氣氛。雖然沒有明確的統計調查，但我的確聽過年假取得率節節下降的傳聞。再加上實際進公司的天數減少，即使輪班，也很難請假。

但我認為**數位過勞時代下，「特休假」的重要性尤其不容忽視**。我在書中不斷地強調，遠距模式很容易因為能運用的自由時間變多，反而無止境地拉長工作時間。雖說要不要請「特休假」這件事端看個人意願，但遞出假單便可做出正式的「區隔」，清楚劃分工作與私生活。

我們先釐清進辦公室上班時特休假難請的原因。以下的調查雖稍嫌老舊，但若參考獨立行政法人勞動政策研究、培訓機構於二〇一一年彙整之《關於請有薪休假按年調查》，關於年假難請的理由大致可列出以下四點：

- **擔心請假可能影響考績。**
- **工作量大，沒有職務代理人。**
- **休假留到有事時再請。**
- **就算休假也無事可做。**

進公司上班不是大學生上課，點名時人有到就能拿到基本分。而思想老派的企業普遍都有「員工凡事都要使命必達，事情做到一半跑去休假的員工完全不可取！」或「吃不了苦的傢伙根本無法出人頭地」這類根深柢固的觀念。

許多人認為自己休假會給他人帶來困擾，已經有憂鬱症仍不願停職休養的人更是經常把這種說法掛在嘴邊。

◆考績跟業務量都不是無法休假的理由

難以請假的心態隨著工作模式數位、線上化後，又有什麼樣的變化呢？對遠距工作者來說，「擔心影響考績」的心理障礙已經不像以前那麼大了。

進辦公室上班時，有一種人是身體待在辦公室裡，實際上根本沒在工作，一路拖拖拉拉到下班，再留下來賺加班費，這種狀況的確存在。在遠距工作下，這類矛盾更是顯而易見。

「工作量大，沒有職務代理人」這個問題與其說是出在員工身上，組織的責任其實占較大。員工如果身體不適，有義務讓自己恢復到可健康工作的狀態，而公司有維護員工健康，提供安全作業環境的義務。必須注意是**即使遠距工作可能引發過勞，某些行業的遠距甚至比進公司上班時更容易引發過勞**。如果職場環境真的太過黑心，這絕不是憑藉一己之力就能應付得來，這時候只能考慮換工作，或是向公家機關洽詢。

至於「休假留到有事時才請」這點，隨著疫情的擴散蔓延，人們對休息的態度變得比較寬容。幾年前日本有款感冒藥還把「給即使感冒也絕對不休息的你」當作廣告詞，但現在的輿論已轉為「**身體不舒服就應該好好休息**」。

雖然，彈性休假對維持社會運作之必要人員來說，可能不是那麼簡單，但遠距模式的調度的確相對靈活，可以讓員工在毋須事先留假的狀況下，就能在自己或家人生病、婚喪喜慶時彈性安排休息不是嗎？

此外，有不少人因為不想被主管酸，所以會忍著不請有薪假。休假容易被酸的原因無它，不是主管不注重員工的權益福利，就是員工請假的方式可能過於任性草率。如果不想讓主管說嘴，平常就得提升自己的工作品質。

不過也有一種人不願請假是出於「這個工作非我不可」的心態。這種心態多半出自想博取肯定，或不想被人看見自己出糗等等對認同的渴望。還有另一種狀況是明明想請假，也的確需要休息，但總是得找理由說服自己請假是合理的行為，這在精神分析上稱為「合理化」，是一種用來保護自己的心理防衛機制。但**無論出自於何種心態，都無法提升人們對生活的幸福或滿意度**。

◆「無所事事」守護你的心

我想再次強調，遠距工作更需要藉由「特休假」明確區隔工作與生活。以下的例子不一定適當，但是每當我建議狀況不佳的憂鬱症患者請假好好休養時，他們常會用「我休息會給其他人造成困擾啦！」或「這工作只有我能做」來推託。等我再次說明休息的必要，逼著他們拿醫師的診斷證明正式向公司請假，那種終於能夠好好休息，一臉放下心中大石的樣子……我真的看過很多這樣的例子。到底是出於什麼樣的心態呢？顯然是「我自己不能休息沒錯，但醫師的診斷證明跟公司公開、正式的核准，確保我可以『休息』」。

請假前要顧慮的事雖然很多，一旦准假，等同公司白紙黑字蓋章通過。就算再怎麼「對同事感到抱歉」或「那件案子只有我了解」，但公司都准我假了，也不能算是我偷懶休息。**如果遠距工作得到的品質是注意力渙散邊做邊摸魚，還不如早早送出假單離開座位比較實在。**

最後一點的「就算休了假也無事可做」該如何解決呢？我已在書中分享了諸多方法，請各位回想〈消除數位過勞的三種休息法〉的內容。別忘了**「就算休假也無事可做」也是一種重要的「為了自己好的休息」，是一段極為珍貴的充電時間。**

休息的「自我效能感」也很重要

◆「被賦予」跟「被決定好」的假日

先前提過利用「自我效能」面對遠距工作時的孤寂與焦慮，事實上自我效能的適用範圍不只工作，對「休息」也是個重要的概念。

週末假日、民俗節日、新年假期或黃金週等國定假日，這麼多的假日實在令人開心。但其實以前的日本，假日並不多，而現在一年約有十六天的國定假日，相較於世界其他國家（一年約十天），日本的國定假日算是多的。

只是換個角度觀察會發現，由政府決定的「官方」、「大家一起休」的假日實在太多了。雖然近年開始流行在新年、黃金週等長假時，大家會錯開時間輪流休假，但是一到假日大家都想出門，到處都是人擠人，更別說假日出遊很多消費都變貴，感覺特別傷荷包。拜「快樂星期一」制度所賜，日本很多國定假日都會訂在星期一，方便大家可以六、日、一的三連休，但對於星期一固定有重要工作的人來說，就十分困擾了。

最理想的休假狀態應該是因應個別需求來安排，比方說有人偏好在空閒的週間休假，也有人喜歡在有活動、特殊規劃時休假，或是在孩子生病、家人有狀況時彈性排休等，而不是由官方決定的齊頭式休假。我相信，今後「自行決定何時休息」的觀點將會越來越受重視。

或許有人認為「特休假變得比較好請了，問題不就解決了嗎？」確實，日本政府於二〇一九年部分修訂勞動基準法後，強制性規定雇主須安排休假期間，由勞工自由選擇休假日期，一年至少必須休五天的有薪年假。

不過，各位真的有在喜歡的時間充分享受休假的記憶嗎？根據二〇一七年厚生勞動省的調查，有薪休假取得率僅百分之五十一點一，當中休假取得率高的行業跟取得率低的行業之間的差異竟高達百分之四十。過去我在大學附屬醫院服務時，雖然累積了一堆假，卻從來沒有請過。我曾經因為值班完累得要命，想請假回家好好休息，結果不是碰到患者臨時有狀況，就是回到家還是得繼續跟實習醫師討論，說是休假根本都在工作。

近幾年，企業若未督促員工消耗掉年假，就會被勞動基準監督署盯上，據說有些公司會強迫員工休假。雖然有假可休值得感恩，但**因為他人指派而休的休息，在精神層面上並不是件好事**，因為它會**損及「自我效能」**。

我們在第三章談到自我效能，意指為了達到某個成果採取適當行動，且具備完成該任務的能力。簡單來說，就是類似自信的概念。自我效能較高者會為了成功而積極加倍努力，最終較容易達成目標。

◆根據自我判斷決定「休息」的時間點

關於休息也是，與其任由國家或公司幫你決定，可以自己決定、選擇時間的休息，更有利於自我效能的提升。丹麥的預防・健康研究中心研究小組，針對七千九百三十一人如何度過休假日以及自我效能等心理特徵，進行相關調查。研究發現，自我效能低落的人，似乎會花更多時間在假日時坐著。這項北歐的研究中，自我效能的低落普遍與受試者個性內向等心理特徵有關；但在日本，自我效能的低落推測與日本人特有的心理，如「無法自由運用特休假」或「擔心休假會給旁人帶來困擾」脫不了關係。

結論就是，除了要把握六、日、民俗節日、黃金週或新年假期的時間好好休息外，也請儘量視自己的需要決定休息時機。簡單來講，就是**掌握「休息」的決策權**。決策權代表充分掌握職務及任務，保持主動出擊的心態。如果**有休長假的計畫，請提前在半年甚至一年前事先安排**，或是**在決定工作計畫前，預先排定休假的日期**等。

剛開始可能會像我在大學醫院工作時期那樣不太順利。不過，時代也已經變了，**休息不再是被動式地「被賦予」**，**請主動積極「安排」自己的休假**。擔任管理職的讀者在工作調度上也應該更靈活，讓員工在安排休息時更有彈性。

守護心理健康的底線，充足的「輪班間隔休息時間」

◆工作結束到隔天上班之間的「間隔休息」

前面曾提到，很多人遠距辦公卻拖拖拉拉，搞到整天都在工作。在此我們將用「**輪班間隔休息時間**」再次驗證，這種沒完沒了的工作狀態究竟有多糟糕。

勞務管理上，這段從前一天工作結束到第二天工作開始前的時間，稱為「間隔休息時間」。如果晚上六點下班回家，到隔天早上九點開始上班，間隔休息時間就是十五小時。**擁有充分的間隔休息時間不但能提高工作效率，更有益身心健康**。即使是很難切分上下班時間的遠距辦公，也務必遵守這最基本的底線。

歐盟有一項名為「輪班間隔制度」的法令，明訂輪班制更換班次至少應有連續十一小時的間隔休息時間。**休息時間不夠充分壓縮了勞工的休閒及睡眠**，不但**降低了員工的幸福度，身心不適的風險更會因此升高**。對我這個長年處於值班後又連續工作的過來人或輪班工作者來說，間隔休息時間都是與健康息息相關的重要制度。

日本勞動安全衛生總合研究所首席研究員久保智英以日本上班族為對象進行研究，發現日本上班族的平均間隔休息時間為十三點一小時，並有高達百分之五十四的人間隔休息時間少於歐盟規定的下限十一小時。研究證實間隔休息時間越短，睡眠時間越少，疲勞度自然越高。厚生勞動省也列舉了幾個含維持、改善員工健康，降低人才流失、留住員工與提高員工生產力等輪班間隔休息制度的優點。

◆規劃早點收工的「間隔休息日」

遠距工作的狀態下該如何間隔休息？這問題見仁見智，有人覺得休息已經夠充分，但也有人感覺間隔時間縮短了。有問題的通常是後者（間隔休息時間短的遠距工作者），只有五到六小時的睡眠時間，工作結束後到隔天開始上班的間隔時間已接近紅色警戒的黃燈狀態。

日本雖然自二〇一九年導入輪班間隔休息時間制度，但還是被當作企業單位應盡的「努力義務」。隨著新冠風暴席捲全球，催化了遠距工作的進程，努力義務的範疇更是無法顧及到居家工作。

如何將輪班間隔休息時間導入遠距工作，著實是個難題。但總不能派人監視員工不准在家裡工作吧！個人認為目前最好的辦法只有一個，就是**明確定義出工作的結束時間**。為了達到歐盟規定的每日工作結束後至少要有十一小時的間隔休息，假設早上九點開始上班，工作最晚得在晚上十點結束，但這樣很容易讓人誤以為可以工作到很晚。

十一小時的數字在我看來，是為了保障輪班工作者最低限度的目標，我認為正常時段工作的人，每天最好能保有十四到十五小時的間隔休息。試想看看，如果間隔休息只有十一小時，扣除七小時的睡眠後，只剩下四個小時；若再扣掉通勤跟吃飯時間，剩下的時數又更短了。

剛才介紹到勞動安全衛生綜合研究所發表的論文也證實，間隔休息越長，越能保障充足的睡眠時間，越能降低疲勞度。如果擔心累積工作，實在無法每天保有十四到十五小時間隔休息的人，最好一**週能有三天在晚上六點或七點結束工作的「間隔休息日」**。在「輪班間隔休息制度」不足的遠距工作環境，你必須為自己創造間隔休息。

放下手機，讓大腦休息的祕訣

◆明知滑手機不好還是滑個沒完

今年，日本書市出現一本暢銷書《手機腦（繁中版：拯救手機腦）》，安德斯・韓森著》。我自己也讀了，書中以各種數據、科學證據詳盡解說智慧型手機如何侵蝕社會大眾的大腦與心。我有時也會查看手機通知的螢幕使用時間報告，幾乎每一天都超過四小時。

我曾在早稻田的課堂上詢問學生，如果有個研究睡眠跟白天表現的實驗得拿走受試者的手機一週，需要多少報酬才會吸引你參加？我收到的答案金額大多落在日幣五萬圓到十萬圓之間，一般日本大學生參加實驗的報酬水準大約落在時薪日幣一千兩百圓左右，這也就是說**除非可以拿到一筆可觀的報酬，否則不值得將重要的手機交出去，過著一週都沒手機可用的生活**。換作是我，時薪僅一千兩百圓的實驗我也絕對不參加。

身為一個得再三告誡自己不要太常用手機、睡前不要滑手機的人，實在沒立場說什麼大話。我會把手機調整成夜間模式，調降螢幕亮度，睡前還是會滑個幾分鐘手機才睡。記得有次去歐洲出差，我把手機當作導航，架在租用的腳踏車上結果忘記帶走時，那種「手機不見了」的焦慮感跟錢包被扒走時幾乎一模一樣。

很可惜在這本書中，並未具體教導讀者如何減少使用手機的時間或是遠離手機的方法。不過，近年來「手機使用過度對人體有害」的相關研究急遽增加，相信未來也會有越來越多的新研究。不過我最近的感覺是，科學研究的證據與實際實踐之間存有很大程度的距離。況且，要離開儼然已是現代人生活必需品的手機，難度跟戒酒、減重也不盡相同。

《手機腦》指出的問題點恰巧也是我的煩惱，在此跟各位分享我為了守護身心健康、降低手機使用時間而親身實踐的三個練習。

①行進間將手機收進背包口袋。

②走路時看手錶不看手機，床頭櫃擺小時鐘。

③攜帶電子書閱讀器、實體書籍或漫畫。

我發現自己使用手機的時間通常落在電車裡、飛機上、上廁所或是睡前，在移動的交通工具上長時間使用手機的狀況尤其明顯。所以我開始這樣做，**把原本放在上衣口袋方便拿取的手機，改放到得多做一個動作才能取出的背包口袋裡**，這個小動作幫助我將使用手機時間，從原來的超過四小時，降低至二到三小時。

我認為「時鐘」也是個值得重新評價的好配件。之前有段時間我也不愛戴手錶，認為「都有手機了，就不用再戴手錶吧！」。但是用手機替代手錶，勢必會增加看手機的頻率。重新養成戴錶的習慣，一來可以展示一下自己鍾愛的配件，再者如果戴的是 Apple Watch、Fitbit、Garmin 之類的智慧手錶，除了看時間還有可偵測活動量及睡眠等額外的好處。

◆如何停止忍不住的滑手機

前面討論了睡前滑手機的問題，但我想應該很少人會在睡前關閉手機電源或切換為飛航模式。而且就算啟動飛航模式，只要打開 Wi-Fi 還是能連上社群網站。

我問遍身邊的學生跟學校同事，包含我本人在內，很多人都不在床頭櫃擺時鐘，而是直接把手機當鬧鐘使用。但是只要像以前那樣，**擺個小時鐘在床頭櫃，就能減少睡前受手機影響的程度**。

至於③要大家準備電子書閱讀器、實體書籍或漫畫，是因為在行進的交通工具上只要一無聊，就會從包包裡拿出手機來滑。根據我治療成癮症的臨床經驗，為了遠離某種行動，而憑著意志力試圖「停止」繼續該行動，最後很容易以失敗作結；**以其他行動來取代，通常會比較順利無痛**。

電子書閱讀器對我而言是種「取代滑手機的行動」，各位如果另有其他喜歡的替代方案也很好。但一台電子書閱讀器在手，就可以將各式各樣的內容全收進這尺寸小巧的裝置裡，我會把喜愛的歷史小說跟漫畫下載到 Amazon Kindle 裡，利用通勤時間在電車裡看。當然，紙本書也很好，只是最近我搭車時都在整理資料跟備課，自然而然以工作取代了滑手機。

「戒掉滑手機」說起來簡單，真要減少使用時間其實是難如登天。但我因為讀過《手機腦》，所以能深刻感受書中描述手機使用過度，會對心理健康等造成的全方面傷害。或許各位會有其他更能減少滑手機時間的方法，但無論如何，我們都得不斷尋找方法，讓自己不要過度使用手機，否則實在很難在遠距時代生存。

數位排毒的第一步，關閉通知

◆關掉 APP 的「提醒通知」

這兩、三年來經常聽到「數位排毒」這個詞。Detox 一字有「解毒」之意，放在美容跟健康領域稱為排毒，意指排出堆積在體內的毒素或老廢物質。

單從「數位排毒」一詞字面意義去看，吐出數位生活中壞的東西，大家腦海裡應該會浮現「戒掉網路」、「戒掉手機」等接近斷食的概念。如同肉體斷食需要堅定的意志，遠離手機或電腦等 3C 產品一段時間的**「數位排毒」，也需要相當堅強的意志**。

從幾個部落格爬文看到實際嘗試數位排毒者的經驗，整體來說都是身體狀況變好，不容易被資訊影響或自己可以靈活運用的時間變多等等，以正面的影響居多。

但是，遠距時代想要百分之百的「數位排毒」，就算長時間休假也不能使用任何3C產品，憑良心說我認為有些勉強。假設我在學期中做「數位排毒」，肯定造成周遭人們很大的困擾，說不定還以為我出事了呢！

但如果可以跟身體斷食一樣，選擇一段不影響工作的時間，進行短期且密集的「數位排毒」倒是不壞。我聽過有斷食經驗的人說，為了想維持斷食後的身體狀態，他們會好一段時間持續留意自己的飲食。有了「數位排毒」的經驗，或許還能在未來面對數位生活時培養較高的控制力。

不過我要提醒各位，短暫的「數位排毒」效果有限。若想其他時間也不要坐在電腦前，不要一直看手機跟上網的話，就必須**建立起日常生活習慣，刻意讓自己多起身活動，我認為這比短時間的「數位排毒」重要多了**。

首先，最重要的是我們說過很多次的，避免被手機打斷注意力或專注力。強力推薦大家**關閉各種APP的通知功能**。如果完全關掉會讓你不安，至少把聲音通知取消。之前我不知道可以調整，手機的設定都是按照預設值，APP的通知提示幾乎都是打開的。

Gmail 接到新電子郵件的通知會在第一時間內被推播到手機裡，我回信速度之快連自己都驕傲。手機訊息、雅虎新聞、Google 日曆、推特、臉書、LINE、Slack、亞馬遜、航空公司……各種五花八門的通知，隨著各式各樣的通知音效通通推播到手機裡。收到通知馬上點開確認，似乎容易博得「這個人回訊息很有效率」的評價。我自己以前也覺得「收到訊息要早點回」，這種想法讓人充滿「有在工作」的感覺。

但實際上，注意力嚴重渙散到連我自己都覺得不妙，已經數不清有幾次，正在製作的文件、論文或講義準備就這麼硬生生地被打斷。外出時，手機放在口袋，一感覺「有東西在響？」、「手機在震動？」就會馬上掏出來，回應收到的所有通知。甚至有幾次我檢查了老半天，結果發現根本沒有通知進來，彷彿是自己的幻覺。應該不少人都和我一樣，有過這種一直覺得手機有通知傳來，或是感受到實際上不存在的手機震動。

◆定出哪些時候不用手機

最近，我把 LINE、手機電話答錄機以外的 APP 提醒全都關了。雖然關閉 APP 也費了我一番時間，但是關掉通知後真的輕鬆多了。光是做到這件事，都讓我有「數位排毒」的感覺。

先前有介紹一個把手機收進包包或背包口袋的方法，但我認為只是這樣還不夠，最好能明確界定出使用手機的情境與狀況，並養成習慣。例如：

- **跟家人共進晚餐的時間，不帶手機。**
- **跟朋友、家人在一起時，手機調整為飛航模式。**
- **決定幾點後不發電子郵件、不逛社群網站。**
- **一個人待在咖啡館時可以使用手機，跟朋友一起時就調整為飛航模式。**

都看過這樣的畫面吧——一家人到餐廳用餐，彼此沒有對話各看各的手機，或即使說話時目光還是時不時飄向手機。我想各位都明白這種行為不可取，尤其是與人說話時還分心盯著手機的行為，更會給人不好的觀感，代表你對手機的興趣高過於坐在對面的人。

對象如果是家人，很可能因為是自己人不擔心失禮，便更變本加厲地在家人面前滑手機。這也是無可奈何的事，因為很多年輕人都沒想這麼多，但在遠距時代，與人面對面溝通的過程中，就算不把手機收進包包裡，也該調整成飛航模式。應該也有不少人是自己與家人同桌吃飯時會盡量不帶、不看手機，但身邊家人就不一定了。我認為即使遇到這種狀況也要保持心平氣和，不輕易對家人發怒，自己先做好榜樣，**面對面溝通時果斷遠離手機**，才是真正了不起的「數位排毒」。捨不得放下手機的家人們看到你如此以身作則，總有一天他們也會理解、跟進的。

Workation，學習「生活」及「工作」的大好機會

◆Workation 不是玩，是學習的契機

近一、兩年來經常聽到「Workation（邊度假邊工作）」這名詞，是結合了 Work（工作）與 Vacation（度假）的新創詞彙。具體來說，就是去到觀光地的飯店、度假村甚至是返鄉時，**在自家以外的度假地遠距工作**。

聽到這，應該很多人就開始羨慕起可以「Workation」的人吧！根據工作度假的地點不同，公事結束後泡個溫泉、大啖當地美食都不再是夢想。如果選擇在高級飯店邊度假邊工作，還能感受一下奢華氣氛。停留時間長一點，不只免除了舟車勞頓的辛苦，多出來的時間還能彈性安排當地觀光或活動，深度享受在地生活。在山

海美景盡收眼底的環境下工作感覺神清氣爽，整個人充滿了活力。

看起來就像在玩的 Workation，實際上真的有效果嗎？NTT Data 經營研究所、JTB 旅行社、日本航空等企業於二〇二〇年進行「Workation」效果的驗證實驗。雖然實驗參與人數僅十八位，進行方式是在 Workation 前、中、後，調查受試者的活動量並評估其心理狀態。

令人驚訝的是，參與實驗的員工**在一邊度假一邊工作的情形下，反而更加公私分明，生產力提升，身心健康也獲得改善**，可以更理性地切分工作跟生活。

此外，還可以**降低焦慮**、**提高效率**、**增加運動量**等，好處多不勝數。此外，這種改善效果甚至在邊度假邊工作結束後仍能持續著。從實驗結果來看，Workation **不只使人煥然一新，對工作方式創新也有良好的學習效果**。

◆遠距工作的普遍程度與工作場所的自由度有關

一邊度假一邊工作聽起來好像都是好事，但其實也有缺點。如果攜帶家人同行，即使努力想要工作還是可能**被孩子纏著要求陪玩，或是自己不想工作逕自玩了**

起來等，對意志力薄弱的人而言，可能無法好好工作。

網路環境也是個很大的挑戰。飯店如果沒有高速網路，網速太慢資料下載不來很令人崩潰，不過現在有飯店會提供付費的網路服務。

平時，我都會利用學校沒有課的時間做研究跟寫論文；儘管時間不是很長，但我曾試過冬天跑去沖繩，夏天則到北海道邊度假邊工作。尤其新冠疫情爆發，線上的遠距工作不受限於地點，Workation 變得非常容易實現。此時最容易感到不方便的就是家人跟網路的問題。原則上，我會自己一個人先在度假地工作一段時間，等待家人前來會合再一起休假。至於網路問題就是想辦法使用飯店的服務。

當然，Workation 並不適用於所有行業，維持社會運作必要的行業就難做到。此外，應該也有不少企業因為管理問題無法導入這樣的方式。我剛剛介紹的研究中提到，Workation 可以促進員工的身心健康、效率跟生產力，雖然研究證據還不夠充分，今後也有必要持續追蹤。

不過，有別於觀光產業期待 Workation 的目的是為了開發新客源，我認為 Workation 應該會成為未來的趨勢。隨著遠距工作越來越普遍，工作地點將不再重要。**邊度假邊工作的效果不再侷限於當下心情的轉換，它或許是漫長人生中重新審視生命，學習生活方式與工作方式的大好機會**。現在認為「我的工作沒法這樣啦！」，你的狀況是有可能隨著時代進步而改變的。建議大家，有機會一定要試試Workation，一邊工作一邊度假！

Chapter 5

跨越不安與憂鬱

修正將自己逼入絕境的「慣性思維」

後疫情時代的心靈檢視

◆女性、年輕人、醫護面臨嚴峻的精神危機

本書的撰寫時間時值二〇二一年的初夏，所以各位閱讀到本書的時間是當時的我所無法預測的。然而，在我的想像裡並不認為未來這一、兩年內，世界可以完全恢復到原本沒有疫情時的狀態，說句嚴重一點的話「一切都回不去了」。

日本第一次宣布緊急事態宣言是在二〇二〇年，**每個人心理狀態都遭受到程度不一的打擊**。有人指出日本年輕女性的自殺率之所以增加，最大的原因可能出在新冠肺炎疫情的推波助瀾。以行業別來看，受到疫情影響最嚴重的，當屬餐飲業、旅宿業等從業人員，以及從事醫療照護相關工作人員。再往外推，當然還包括那些大

學剛畢業才找到工作，卻無法實體進入公司上班的新人、無法進入校園上課的大學新鮮人、無法跟朋友互動的學生們。

與我個人關聯最深的，自然是學生以及醫療照護從業人員。自二〇二〇年以來，因為疫情關係，學生心理諮商的需求大增，不只早稻田大學，日本每一所大學的保健中心幾乎都陷入應接不暇的窘境。「好想死！」、「看不到未來的希望」、「孤單到覺得自己消失了也無所謂」等，沉重的諮商內容不禁令人憂心忡忡。

醫師、護理師、醫事檢驗師、社福照顧系統人員，乃至於醫療院所非醫事人員，相關從業人員在醫療第一線面臨的心理衝擊也是十分巨大。為了不想連累家人有染疫的風險，下了班也不敢回家，或待在得犧牲個人心理健康的惡劣條件，再加上減薪，無怪乎會出現許多憂鬱及心力交瘁的案例。疫情以來，我為醫護人員治療或開立停職診斷證明書的頻率也變高了。日本開始出現醫護人員離職潮，區域型醫院的醫護人力，日後勢必將面臨嚴峻的考驗。

只要能停職休息，大部分人都能恢復得還不錯，但醫護人員最常見的狀況往往是自責「這種艱難的時刻，我真的可以休息嗎？」。我的母校，在第一線扛起診治新冠肺炎重責大任的東京醫科齒科大學醫學部附屬醫院精神科小組，針對服務於同所醫院的五百八十八位醫療從業人員，調查其憂鬱、焦慮等等在新冠疫情下特有之壓力指標（TMDP：Tokyo Metropolitan Distress Pandemic）。調查結果發現，**年齡層較高者、女性，以及醫師以外的工作人員的心理困擾風險偏高，與家人同住者的壓力值又更大**。這或許也與醫療體系裡相對辛苦的基層人員容易因疫情遭到歧視，以及各種心理負荷有關。

◆疫情時代的心理檢查

自己的精神狀態究竟有多糟？其實狀況越差，越難察覺自己早已不堪負荷。這種時候如果有一份可自行評估心理狀態的簡易量表，就能派上用場了。實際上網查詢也會發現，網路充斥著各式各樣與疫情、心理相關的評估量表，很難判斷究竟該使用哪一份才好。

剛剛介紹的TMDP壓力指標，可適用於日本的醫療從業人員。題目雖然不多，其評估實效跟過去繁複的心理評估量表一樣好。但是對一般人而言，需要更簡單的量表。以下為各位介紹，東京醫科齒科大學醫學部附屬醫院精神科製作的簡易量表。

歡迎各位使用這份自我評估量表，以下症狀若持續超過兩週，建議您諮詢精神科、身心內科等專業醫療機構。

①經常有強烈的焦慮及緊張感。
②對任何事都意興闌珊，打從心底無法開心。
③經常感到沮喪或憂鬱。
④經常沒有食慾或是暴飲暴食。
⑤很難入睡，頻繁地在夜裡醒來。
⑥常擔心自己是否染疫，過度在意身體狀況。
⑦對於自己是否會將病毒傳染給旁人異常焦慮。
⑧感受疫情下人際的疏離，認為自己孤立無援。
⑨無法從不同的觀點思考事情。
⑩未來對你而言，不再充滿意義或目的。

新型冠狀肺炎疫情流行時的心理健康狀態自我評估量表（東京醫科齒科大學精神科製作）

◆睡眠是最簡單的評估指標

這是為了檢測大眾在疫情時期的心理狀態，而特別設計的評估量表，項目⑥到⑧所描述的焦慮都是特殊狀況。但我個人最重視的，還是在任何情況下都必須注意的**睡眠**。

人每天晚上都要睡覺，失眠是夜晚的一大威脅。失眠產生的急迫感，遠比「焦慮」、「打從心底無法開心」的痛苦更強烈。**如果一個人連續兩個禮拜每天都處於「很難入睡，頻繁地在夜裡醒來」的狀況，白天時的判斷能力勢必大打折扣，無法控制負面的感受跟情緒大爆發**。這種因壓力過大所造成的失眠，是無法單憑限制手機的使用程度或是泡澡放鬆來改善，即使失眠只是暫時性的，都必須求助於專責醫療機構進行睡眠障礙治療。

我當然也有「怕吃安眠藥會上癮」、「不要過度依賴藥物」的想法。不過，以往的安眠藥都是會造成強烈依賴或抑制大腦整體活性的成分，最近出現不少僅作用於大腦睡眠中樞的藥物。加上我在開處方時，習慣把非安眠藥但具有助眠、鎮靜效果的抗憂鬱藥物，降至憂鬱症患者使用劑量的八分之一或更少。這是為了在環境條件逐漸穩定，患者自己重新振作後，可以適時停藥。

先前介紹的自我評估量表只是一項參考指標，疫情結束後或許還會需要更多不同的指標來進行評估。然而，今後更應重視的是讓社會大眾了解，並意識到諸如**新冠肺炎疫情這類重大危機下的巨大壓力，會對精神層面帶來哪些衝擊**，這點絕對是無庸置疑的。

多重壓力下，更要照顧好心理健康

◆後疫情時代的「新冠憂鬱」

新冠疫情擴散全球至今已經有好一段時間，很多人應該聽膩了「新冠憂鬱」或「新冠疲勞」等詞彙。儘管如此，我還是認為「新冠憂鬱」及「新冠疲勞」在短期內是很難完全消失的。考量後疫情時代可能產生的心理變化，我認為從專家角度了解一下這個已被媒體大肆使用的「新冠憂鬱」究竟是什麼，其實有好無壞。

所謂「新冠憂鬱」，指的是**無法調適新冠疫情帶來的種種變化，進而引發壓力性的心理衝擊**。幾乎所有人都想過這件事，也經常被媒體拿來做文章。然而，心理衝擊的原因或嚴重程度因人而異，不宜把它直接視為正規的醫學術語，有些精神科醫師或心理學者甚至會排斥使用這些字眼。

原因在於，每個人「新冠憂鬱」的程度都不太一樣。它的涵蓋範圍很廣，從兩個健康的人閒聊對疫情造成的影響發發牢騷，到飽受失眠困擾，絕望至近乎想自殺的憂鬱症患者，都算是「新冠憂鬱」。

「新冠憂鬱」的成因十分複雜，大致可分以下五類：

①因新冠疫情影響蒙受經濟損失。

②新冠疫情帶來工作型態及環境的改變。

③停課或遠距工作，被迫必須跟孩子、家人一起待在家，壓力大增。

④擔心自己是否會染疫變重症的恐慌。

⑤擔心自己會成為病毒傳播者的焦慮。

◆必須小心「反彈性焦慮」

在這當中，項目①的經濟損失，預估在疫情結束後仍會是嚴重的問題。雖然不能完全否認，後疫情時代的世界政治經濟情勢極可能會像一九一八年西班牙流感結束後那樣陷入大動盪。至於②跟③，我相信已經有許多人與家人，皆已採取相對應的行動，致力於改善環境帶來的影響。而④跟⑤則與病毒變異株的流行、疫苗接種狀況，以及社會醫療體系的迫切程度有關。

有鑑於持續幾十年之傳染病全球大流行，目前僅能追溯到中世紀的黑死病[3]，新冠疫情雖然可怕但終有結束的一天，因此④與⑤的問題在不遠的將來應該就可獲得解決。對特定行業的人來說，項目①經濟損失是攸關生死的問題，然而綜觀全局，疫情嚴峻導致旅遊、時尚、治裝這類想用也沒機會用的消費驟減，或許可以轉為存下來增加儲蓄；到後疫情時代，極可能會利用這筆儲蓄，報復性滿足壓抑許久的消費慾望，進而引發「反彈性焦慮」。

至於項目②、③工作方式及與家人間的關係，人們的價值觀在疫情中發生很大的變化，預測未來會變成困難的事。但隨著線上工作的常態與普及，人們不再需要居住在地小人稠、物價昂貴的大都市，生活勢必將因此產生各種變化。

「新冠憂鬱」一詞也許終有一天會絕跡，但在這場疫情下每個人的心理都受到影響，必須更重視身心健康，「新冠憂鬱」現象的討論幫助社會大眾建立「有煩惱就要向專家或第三者求助」的觀念。**了解自己面臨何種「憂鬱」風險，掌握風險程度的高低**，對於後疫情時代的生存至關重要。

③ 西元一三四六年至一三五三年在歐亞非大陸流行的傳染病，是第二次鼠疫大流行的開端，造成大量人口死亡，僅歐洲就至少有兩千五百萬人死亡，被認為是人類歷史上最嚴重的一次鼠疫大爆發。

疫情下特有焦慮的修正練習

◆「自肅警察」與心理健康失衡

二〇二〇年四月日本政府發布緊急事態宣言時，社會上出現了一群被稱為「**自肅警察**（正義魔人）」的人。專指會對未理會政府自肅要求外出的人或營業的店家嚴厲批判，甚至做出騷擾滋事行為的人，是疫情下新創的用語。疫情爆發初期，媒體報導各地都有自肅警察率眾妨礙餐廳營業，或恐嚇掛有外縣市車牌車輛，但進入到二〇二一年，這類報導相對少了許多。

我認為隱藏在背後的原因，出自民眾對提出自肅要求的中央及地方政府的不信任感，以及社會大眾並不支持自肅警察這類正義魔人的行為。

但請別忘了，我們每個人的內心或多或少都住著一個「自肅警察」，也就是充滿正義感以及對擾亂秩序的厭惡感。譴責他人會帶來懲罰違規者與糾正社會不公不義的快感，但無法以正義感太強一語帶過的人性陰暗面也是確實存在。

我認為**「自肅警察」現象與心理健康失衡有很大的關係**。包括容易累積壓力、易罹患憂鬱症等身心困擾、**「二分法思考」（近似「非黑即白，不是零就是一百的思考」）、「完美主義」、「應該的思維」，都和自肅警察一連串正義魔人的行為及心理有很深的關聯性**。

每個人的想法或多或少會有些扭曲，一部分也是個性使然。但如果太過負面偏差，壓力也隨之增加。痛苦、不愉快時腦海中所浮現的想法，心理學上稱為「自動化思考」。以「**自動化思考**」為基礎，再根據個體的生命經驗及學習過程逐漸建構出的慣性思維，稱之為「基模」。前述的**「二分法思考」、「完美主義」及「應該的思維」皆屬於基模的範疇**。

沒有灰色地帶，不是打圈就是畫叉的「二分法思考」，或者即使百分之九十九順利，只要有百分之一失敗就是全盤皆輸的「不是零就是一百」的思維，不只會把自己逼到無路可退。擅自期待他人「應該這樣那樣做」，一旦結果不符預期便覺得遭到背叛的「應該的思維」；沒達到完美絕不善罷甘休，現實的自己與理想的自己漸行漸遠的「完美主義」，將這些慣性思維放到後疫情時代，很可能把自己推向比平時更痛苦的深淵。例如，只要看到有人的口罩只遮住嘴巴而露出鼻子，就覺得強烈煩躁跟憤怒的人，他們應該會這樣想：

- **二分法思考**：怎麼可以不戴口罩！
- **零或一百**（All or Nothing 思考）：戴口罩不遮住鼻子，戴了等於沒戴！
- **應該的思維**：應該正確配戴口罩才對！
- **完美主義**：不能用可完全預防感染的方法配戴口罩，就沒有意義！

這些思考方式都是**容易引發心理困擾的基模**。

◆轉換思維，從痛苦來源的基模當中抽離

有沒有方法可以修改既有基模，用以適應現實生活？

有個很有效的方法叫做**認知行為治療**。談認知行為治療的書籍很多，應該有很

多讀者對它都不陌生。我也曾在諮商講座上介紹認知行為治療。

很多學生以為認知行為治療等於「轉換成正向思考」，但更精準來說，**「認知行為治療」是一種比正向思考更接近「適應的思考」的練習**。

我們以疫情警戒下城市裡常見的情境為例，一起來看看從「應該的思維」基模，修正至「適應的思考」的實施步驟。

事件：

看到一群人不戴口罩正在聚餐。

認知（基模）：

- 為什麼不戴好口罩！
- 這些傢伙也太沒常識了吧，看了超火大！

這種情境各位是否很熟悉？讓我們一起從慣性思考的「基模」裡找出反證。改站在令你憤怒的對方那邊，從他們的立場來思考。

反證：

• 這群人可能很久沒見面了。
• 可能有人是因為長官邀約，所以無法推託。
• 有客人來店消費，對店家來說總是件好事。

雖然上述內容是否屬實，必須跟當事人確認才知道，但重點就是換位思考，修正自己一時之間的想法。**再從反證導出「適應的思考模式」**

• 肯定有人無法遵守疫情警戒下的新生活模式。
• 為了保護自己，別太靠近他們吧！

除此之外，應該還有許多適應的思考也說不定。

◆利用 APP 修正「慣性思維」

後疫情時代或許會更加速社會的分裂及歧視。雖然有人因為疫情而蒙受巨大的損失，但事實上也有人並未受到太大影響，甚至有人生意頭腦動得快，極可能還大賺了一筆。在我撰寫書稿的同時，是否接種疫苗所造成的歧視或不平等早已成為國際間、社會上的熱門問題。日本社會也因為「搶打疫苗」、接種順序爭論不休而掀起熱議。

人生在世，很難完全避開難過或不愉快的事。無論是疫情當下或後疫情時代，這場世紀瘟疫都是人類過往未曾有過的體驗，發生無法預料的痛苦或不愉快的事都很正常。如果想在無從預測、瞬息萬變的社會上健康生活，**練習修正「自動化負面思考」轉換為「適應的思考」，跟規律運動是同等重要**。

要讀者自己下功夫練習似乎有點太抽象了，在現代生活經常被視為「反派」的手機，這時候就能派上用場。目前有幾個由認知行為治療專家開發的 APP 可供使用。不只適用於有心理困擾的人，一般民眾也可以使用，這些 APP 都能夠幫助使用者進行認知訓練。

例如認知行為治療權威，大野裕醫師審定的「Cocoro Conditioner（心靈柔軟劑）」，還有提供正念減壓練習的「Rest Best（好好休息）」等，都是值得信賴的APP。不限於此，使用適合自己的APP就像有個優秀的私人教練在身邊，陪伴我們打破不適應的基模，修正認知。

解決問題、處理情緒、轉換心情，最終消除壓力

◆壓力管理的三大對策

最近，我時常感覺霸凌、騷擾的新聞報導層出不窮。事實上，不管是企業、醫療院或社會，有關霸凌騷擾的討論非常多，我自己也為不少受害者提供心理諮商。

在大家都遠距線上作業的環境下，霸凌、騷擾這些事似乎不會像大家都在公司裡工作時那麼明顯。但我聽說有些主管會把看不順眼的下屬叫到公司，或「遠距霸凌」直接不讓下屬參加視訊會議。真實世界看來不像是會做這種事的人，有時在線上就是會這麼做，就好比網路上的鄉民，一旦上線，其行為跟態度和線下時簡直是判若兩人。

騷擾的種類包含了權力騷擾及性騷擾，不勝枚舉。在我服務的個案中占比最大的權力騷擾，就是指站在優勢地位的人，以超過正常範圍的業務量或踐踏人格尊嚴的言論，對他人造成精神、肉體上痛苦的行為。

要如何因應「騷擾霸凌所引發的壓力」呢？有效的策略有三，同樣適用於因應其他情境的壓力。全面性地意識到這三大策略非常重要，只知其一或其二的壓力策略，還不夠充分。這三大因應策略分別是：

①問題解決型策略。

②情緒取向型策略。

③轉換心情型策略。

◆良好的睡眠及生活節奏是壓力管理之本

解決問題型對策，顧名思義是正視問題本身的因應策略。例如，**遭受權力騷擾時，先與霸凌者保持距離、提出工作異動申請或尋求申訴管道協助，或將霸凌者的**

對話內容錄音存證等等。**求助他人**也是問題解決型策略的必要手段。對抗疫情警戒下的壓力，稍後會介紹的「拒絕政論節目」也是一種方法。不只是面對霸凌騷擾，生活上許多情境都需要以問題解決型對策因應。

不過，問題解決型對策也有行不通的時候。就像公司改革這類看似很難完成的遠大計劃，硬用只會降低自我效能。

此時，必須放下問題解決型對策，改採自己的情緒取向型策略。比方說**不把情緒憋在心裡**，**找人說話吐吐苦水**，**說給諮商師聽**，或利用剛才介紹過**認知行為治療APP**，都屬於情緒取向型策略。

至於轉換心情型策略，我認為它與前面兩項壓力因應策略相比，力道稍嫌不足。因為即使去做自己喜歡的事，外出走走或運動，騷擾你的主管也不會因此消失。一方面沒辦法馬上解決問題，也無法讓情緒保持穩定，治標不治本，再者就算想做點什麼轉換心情，在疫情限制下也很難隨心所欲。

即使**轉換心情型策略看似老套**，**仍是十分重要的壓力管理方式**。就算不拿出科學的研究實證，各位應該都能認同運動或外出走走散心，有益於我們的心理健康。

如何在有限制的狀況下，持續地轉換心情，這件事在後疫情時代不可或缺。許多人已經在疫情警戒下找到讓自己轉換心情的方法，疫情過後別忘了要保持下去。不過我想等到疫情降溫，日本國內應該會掀起一波報復性旅遊的熱潮才是。

最後，如同書中再三強調，**面對壓力管理最根本的方法，還是回歸到儘可能保持良好的睡眠習慣與生活節奏**。睡眠不足及生活節奏的紊亂不只會導致大腦認知功能低落，情緒也無法穩定，這樣還有可能讓大腦來解決問題嗎？尤其是面對非得用問題解決型策略才能過關斬將的問題，更需要檢視自己的睡眠、運動、人際交流，讓本身維持在最佳狀態。

疫情壓力、酒精與線上飲酒會

◆再少的酒精都會提高心臟病及大腦萎縮的風險

每當我提到「轉換心情型策略」的重要性時，耳邊似乎就會聽到一種聲音「喝一杯可以轉換心情沒錯啦，可是……」，我也是當中的一人。

但如果問我「酒精適合用來紓壓嗎？可以當作消遣嗎？」站在健康觀點上，我實在無法很有信心、大聲地推薦大家喝酒紓壓。

過往的醫學主流見解都認為，適量的酒精有益身心健康。部分人士引用《法國悖論》現象，提出以國際標準來看，熱愛奶油而且抽菸率高的法國人，其心肌梗塞等的患病率較低是因為愛喝紅酒的緣故，更被用來作為支持喝酒有益健康的論點。

然而國際最新研究指出，無論酒精的攝取量、濃度或頻率多寡，喝酒對身體都是有害無益。醫學界的權威性期刊《刺胳針》（The Lancet）於二〇一八年發表一份結合數百個酒精攝取相關調查及統合分析的大型研究，結果發現「**完全不喝酒對健康最好**」。少量酒精雖不至於提高動脈硬化、狹心症、心肌梗塞等心血管疾病的風險，但研究證實即使只有少量飲酒，也會增加罹患癌症的風險，包括乳癌。

酒精造成的大腦萎縮也比過去人們所想的更嚴重。英國牛津大學精神科研究團隊，在調查兩萬五千三百七十八位受試者的腦部結構數據後發現，不管喝哪一種酒，酒精攝取量越高，大腦灰質的密度就越低，研究顯示大腦灰質體積減少達百分之零點八。灰質是由大量神經元組成，百分之零點八的數字看來少但其實是出乎意料的大，酒精對大腦的影響比抽菸跟肥胖高出四倍。

對飲酒者來說，這個結論無異是宣判死刑。但一般人在健康時，對於癌症、心肌梗塞……這些嚴重疾病或大腦萎縮總是認為事不關己，也沒有太多真實感。

大部分的人對於酒精的感覺，就是飲酒後的隔天，身體會感到格外疲倦、頭痛，再來就是容易變胖。因為不只是酒精本身的熱量，喝酒通常要有下酒菜，炸物、小菜這些高鹽高油的食物吃下肚，當然也是不利健康的因素之一。飲酒過度無疑是在體內悄悄埋下動脈硬化或高血壓的隱形炸彈，預備在數十年後引爆。

◆用風味氣泡水補充水分

面對酒精帶來的風險，我的因應方法選擇**稍微好一點的酒**，**平常喝減醣啤酒**，用餐時搭配**氣泡水等的無酒精飲料**。便宜的酒加氣泡水，很容易一不小心就喝過頭。日本市場最近推出很多零醣啤酒，喝起來口感就像發泡酒，有了這種概念，就能理解我這種喝法比喝最便宜的酒精飲料、啤酒，更能抑制糖分的攝取。

此外，補充水分，對於預防脫水也很重要。酒精會引發細胞內脫水，因此補充礦物質、水分比我們想像中的還重要。當然也可以單喝水或茶，不過喝氣泡水會有種自己正在喝酒的感覺，若是在氣泡水裡加些自己喜歡的味道，就很像在喝調酒沙瓦。我自己是很喜歡在超商買的冷凍檸檬或萊姆切片，加到氣泡水裡喝。

不過，若是已經酒精成癮，上述的方法就不太有效了。為了別讓自己太依賴酒精，重點還是要有所節制，適度調整酒精的攝取量。比起覺得自己好像喝太多了，通常身材變胖、健康檢查數值明顯異常這類訊號，比較會有急迫感。就這層意義來說，量體重跟健康檢查或許是個有效的間接動機，警告人們勿飲酒過量。

◆線上飲酒會退燒的原因

「線上飲酒會」在日本第一次緊急事態宣言宣布後的民眾自肅初期，流行過一陣子。我也和朋友玩過一次，但現在熱潮幾乎已完全消退。

所謂的「線上飲酒會」指的是利用 Zoom 等視訊會議平台，跟三五好友線上開喝。我還記得剛開始還因為「不用擔心要趕搭末班電車」、「自己買酒、準備下酒菜很划算！」等好處而廣受歡迎，至少媒體上看起來是這樣。

為何線上飲酒會退燒呢？我在二〇二〇年四月曾被託擔任「線上飲酒會」的主辦人，不知為何就是提不起勁，推託個幾次也自然而然無疾而終。

我相信覺得「線上飲酒會」哪裡不太對勁的人，應該不只我一個。國土交通省於二〇二〇年八月曾以一萬三千人為對象進行調查，發現有意願繼續線上飲酒會的人不到全體受訪者的兩成。線上飲酒會看起來不太受歡迎。

思考過各種理由，我自己的感覺比較像是「好像沒必要為了喝一杯而這麼麻煩吧……」雖然我認同日本職場文化中「邊喝邊溝通交流（Nomi-nication）」的意義，但其實基本的溝通，白天也都做得到。我在美國留學時，體驗了當地的午餐派對，但沒有晚上的飲酒文化，這樣經驗或許也影響了我的觀念。

但我想會**排斥線上飲酒會最主要的原因**，應該還是前文解說過的「**Zoom 疲勞**」。線上飲酒跟面對面喝不一樣，聲音彼此覆蓋或不同步，只要一個人說話，發言者的臉就會被放大，總之就是一句話「累」。實體的飲酒會固然也有麻煩之處，但只要一想到真的要揪線上飲酒會的話，到時肯定有人擅自下線退出，或是因為不用趕車，反倒變成不知道何時結束的時間點，光是這些麻煩事就令我心生退卻。

線上飲酒會最近是熱潮已過沒錯，但隨著虛擬實境技術等的新科技發展，未來說不定會有捲土重來的一天。但如果我們看到即使在疫情警戒下，政治人物、官員、名人不顧政府的聚餐禁令的新聞依舊層出不窮，就能理解面對面把酒言歡的聚餐，是任何形式都無可取代的溝通手段。

拒絕政論節目，避免情緒性偏見

◆重大判斷也是「情緒」決定

在「新冠憂鬱」、「新冠焦慮」中，尤其必須小心的思考慣性，也稱之為基模的是「**情緒性推論**」。這是一種**以情緒而非理性邏輯來判斷事物的傾向**。

人類的判斷行為，表面上看起來是根據思考，但我認為大多數狀況下，其實都是情緒決定一切。例如工作上遇到挫折覺得丟臉，面試時碰到壓迫式質問，諸如此類的失敗經驗時，很容易覺得自己的一切都很糟糕。

隨著年歲的增長，遇上這種程度的失落跟沮喪，我通常睡一覺醒來就恢復了。

但**最危險的點在於因為憤怒、厭惡感、敵意就逕自作出所有判斷**。你可能以為自己的判斷很中立，但其實情緒是影響人類判斷的重要關鍵。

哈佛大學心理學系教授約書亞．格林（Joshua Greene）曾發表多篇關於價值判斷心理學的論文。他在MRI核磁照影實驗中發現，當大腦中掌管負面情緒的杏仁核被活化時，厭惡、憎恨等負面情緒往往會勝過負責邏輯、根據等理性思考的前額葉皮質，證實了人會因情緒而影響判斷的危險性。

讀者中應該有人會收看新聞的政論節目吧。每個人心裡都會有喜歡或看不順眼的名嘴，會習慣性去看合自己味道的節目。之所以會喜歡某個名嘴，通常是因為他讓你覺得「這人講得有道理。」、「他說出我心中的話！」。對於討厭的名嘴，通常抱持著「胡說八道！」、「不懂還裝懂！」的壞印象。

◆時下的年輕人已經「不看電視」了

對名嘴好惡分明的人，「情緒性推論」的傾向通常較強——喜愛的就全面性支持，討厭的就會批判對方的每句話。這種情形也會出現在社交平台上，有些人看網路上的留言也是不太根據評論的內容就下判斷。

這樣說好像有點在開地圖炮，但是愛看政論節目的人大多有「情緒性推論」較強的傾向，持續收看這類節目，將越來越強化「情緒性推論」的情形。每天看三個小時以上疫情相關新聞的人，比相對沒看那麼多疫情訊息的人更恐慌，國際上也有多篇關於過度接收媒體訊息（包含電視及社群媒體）與心理困擾之間關聯性的論文陸續發表。

我在疫情爆發後就不看這些節目了，一方面是我不喜歡這些節目把收視率跟觀眾的焦慮綁在一起，另一方面是看不慣那些明明非自己專業卻大放厥詞的名嘴。不過，我承認這也是基於自己情緒所下的判斷。

比我年輕的世代似乎已經自然而然地「不看電視」。依據 NHK 廣播文化研究所於二〇二〇年所做的國民生活時間調查發現，十到二十九歲的年輕世代已經有一半不看電視。實際詢問過該年齡層的學生，結果反映了實際狀況。儘管 NHK 進行調查的時間，已經是民眾因為自肅而長時間居家的時期，但再仔細觀察這份數據會發現，各世代的收視時間較過去大幅縮減，四十到四十九歲少了百分之十三，五十到五十九歲少了百分之七。儘管電視仍保有一定的影響力，但照此趨勢來看，未來電視台製作的內容將勢必減少。

不光是減少接觸電視媒體，各種自媒體影片也是，畢竟研究已證實人類不只在面對「新冠憂鬱」及「新冠焦慮」上會靠情緒判斷，**為了守護你我的心理健康，減少接觸會擾亂情緒訊息的機會，才是上策。**

整理社群動態的同時，一同安頓好心理

◆LINE比較健康，推特不健康？

許多人會註冊一個以上的社群網站帳號，再根據不同用途分開使用。在這個多以遠距工作並且保持社交距離的時代，社群媒體的存在越來越有必要。

日本人最愛用的社群媒體，莫過於推特、臉書、LINE跟IG。每個社群媒體的使用者年齡層及使用目的都各有特色。

年輕世代會用LINE與真實生活的朋友交換訊息，用推特蒐集資訊，用IG分享自己開心體驗時的照片。年齡層再高一點的世代，就會用臉書發布或交換訊息，匿名加入推特蒐集、發資訊，LINE則是用來跟家人、朋友或同事溝通。我以前都是用電子郵件跟學生聯絡，但現在也改用 LINE 了。

社群網站與心理健康之間的關聯性，近來也成為被研究的主題。各國偏好使用的社群平台不盡相同，這也反映了該國國民的特質，因此在參考時建議是使用當地的研究，而非外國。

以日本為例，最適合參考的研究當屬東京都健康長壽醫療中心研究所櫻井良太研究員及研究團隊發表的論文。論文的結論是 **LINE 使用者的心理健康狀態良好，推特使用者的心理健康狀況較差**。

這是一份以兩萬一千三百位東京都居民為對象的問卷調查。調查顯示，年輕世代為了使用社群平台，手機持有率幾乎達到百分之百，而有使用社群平台習慣的長者比例竟也達到百分之六十二點三，至於 LINE 的使用者幾乎涵蓋了所有年齡層。

綜合調查結果，**主觀幸福感與各世代不同的使用習慣有關，年輕世代喜歡 IG；中壯年世代喜歡透過臉書發聲；長輩則愛用 LINE 互傳訊息**。不同世代各自使用自己偏好的社群網站，因而得出有利於心理健康的調查結果。另外，在煩惱或憂鬱方面也看得出相同的趨勢。研究亦指出，只要人們在現實生活中的關係融洽，LINE 這類被視為家人朋友間聯絡工具的社群媒體，即使在遠距時代也會是不可或缺的溝通工具。

相反地，**使用頻率越高對心理健康越糟糕的是推特**。調查顯示各世代幸福感、煩惱、憂鬱三項指標都與頻繁發送推文有關。中、老年人只有單一項孤獨感指標與推文發送頻率有關，但只要看到那麼多匿名帳號在推特上胡亂發布詆毀他人的推文，也就不難理解為什麼會這樣。

的確，以匿名發文、互動居多的推特，充滿攻擊性的誹謗中傷是相當嚴重的問題。別忘了那些以真實姓名在推特上活動的名人，因為不堪負荷網路鄉民的言語霸凌，不僅影響心理健康，有些嚴重者甚至被迫輕生，這些都是令人痛心的風險。

◆少玩臉書降低壓力荷爾蒙？

雖然清楚推特的危險性，但還是有許多人（包含我）將推特當作重要的資訊來源，每天來回查看好幾次。曾有因為負面風波在推特上引起爭議，導致心情憂鬱失眠的人來找我諮商，但他即使身心受創了，還是沒辦法戒掉推特，也無法狠下心砍掉帳號。這個案例也再次提醒戒不掉推特的我，社群平台成癮與習慣的根深柢固。

面對推特上一堆充滿攻擊性的帳號，最好的處理方式就是將他們「靜音」。不過直接封鎖可能讓對方感受到被拒絕，反而採取比以往更激烈的攻擊手段。發布推文時，必須先想像一下看的人可能會有的反應。看到令人氣憤的資訊就反射性地秒發回擊，這樣莽撞的行為十分危險。在動態消息上適度穿插一些療癒系資訊、照片來維持好心情，是相當明智的決定。有些人還會為了博取點閱率而刻意譁眾取寵引發爭議，但這又是另一個問題了。

儘管使用者的年齡層不盡相同，但就日本人來說，使用IG跟臉書有益心理健康。只要能跟真實生活中的朋友保持良好溝通，就沒什麼問題。不過上傳入住頂級飯店、上高級餐館的照片，或發布血拼的漂亮衣服、小孩考上名校的貼文，即使本人無意炫耀，也可能在下意識凸顯自己的優越感。看的人也會產生「這傢伙過得真爽！」或「我才沒那麼好命！」之類的羨慕嫉妒恨，對增進心理健康毫無助益。與他人做比較，也就是「社會比較」是人類社會一定會發生的事，然而人比人氣死人，**過度偏激的社會比較只會讓自己痛苦不堪**。

澳洲昆士蘭大學發表的一篇論文指出，停止刷臉書五天可降低壓力荷爾蒙（皮質醇）的活性。越是在臉書或ＩＧ看到讓你感覺羨慕或嫉妒的人，心裡越要明白對方只是想刷存在感自我炫耀，渴望獲得周遭認同，這時候取消追蹤對方就好了。

在社群媒體普及之前，真心要跟別人比較，大概也就是同班同學、公司同事或話家常的媽媽朋友們……頂多幾十個人吧。但在社群網站上，螢幕的另一邊有幾萬，甚至幾十萬人存在。面對網路上龐大數量的網友，如果一直渴望別人來按讚，或不想被人認為自己很糟，精神上焦慮緊繃也是理所當然的事。

當然，整理動態貼文很可能會因為只接觸得到同溫層而加深偏見。但客觀的批評與踐踏人格尊嚴及謾罵，是完全不一樣的事。**會讓你傷心難過的帳號**就隱藏它吧！為了安頓好自己的心，一定要隨時整理自己社群網站上的動態時報。

爬樓梯、每週運動，強化心理素質

◆為何解除隔離後身體反而累？

遠距工作時的運動量不足是眾所皆知的事。疫情爆發後，可能是怕運動量不夠或擔心發胖，街上慢跑的人似乎增加了。運動很重要，對身心健康也有幫助，相信這點不必多著墨大家也都能理解，本篇就請當作我督促各位持續運動的補充建議來閱讀吧！

我在二〇二〇年自肅期間，因擔心運動量驟減，刻意增加了慢跑的頻率，還有公里數。一開始我還想著「自己真是自律，知道運動保持體力」，沒想到解封後回歸正常生活才發現，跟自己想像的差很大。早上起床出門，搭電車上班，在教室或會議室來回走動，一整天下來晚上回到家發現，**不過是回歸到過往每天固定的活動量，卻讓我累到不行**。意識到自己的體力下滑時，我的心情還滿難受的。

有些人為了增強體力或是身體健康，有固定上健身房的習慣。但疫情爆發後，健身房也不能去了，不少人是選擇請假或直接終止會籍。日本一家市調公司 orion ME 於二〇二〇年十一月，以有上健身房習慣的人為調查對象，進行了為期五天的網路問卷調查。調查結果顯示「因新冠肺炎疫情影響停止上健身房或請假者」約占百分之十三，預估三年內終止會籍者上升到百分之二十二點六，會員減少的狀況滿嚴重的。終止會籍的理由當然以新冠疫情影響為最大宗，尤其是醫療從業人員、社福機構人員、教育工作者的退會情形最為顯著。

除了擔心上健身房遭感染，另一個考量是必須戴上口罩才能運動的規定，這點讓很多人打退堂鼓。我自己也對戴口罩做運動興趣缺缺，一直偷懶沒去到最後乾脆選擇直接退會。

不過，根據加拿大研究團隊的調查發現，戴醫療口罩、普通口罩跟不戴口罩，在運動過程中的耗氧量、血液中二氧化碳濃度、心跳跟疲勞度上都沒有太大的差別。即便如此，我就是不想戴著口罩運動，戴口罩跟不戴口罩的舒適度對我來說就是有差！

因遠距工作運動量驟減之外，上健身房的人也在減少，跟我一樣解封後回歸原本生活突然覺得好累的人應該不少。疫情後我才體認到，**原來通勤或上學走路、爬樓梯這類理所當然的身體活動，對於維持體力有多麼重要**。

在遠距工作逐漸成為一股新趨勢的現今，與其想著「得去健身房才能好好做運動」，我認為**更重要的是「從日常活動中增加運動量」**。偶爾進公司上班、出門購物時多爬樓梯，有空就出門散個步……如此一點一滴的累積，效果會更好。

瑞士研究團隊指出，日常生活裡在車站或公司的上下樓梯，對增進健康非常有幫助。研究證實積極多爬樓梯（一天平均爬二十點六階），不但能增加最大攝氧量[4]，還能降低脈搏收縮壓，減少 **LDL-C** 低密度脂蛋白膽固醇（俗稱壞膽固醇）。現在回想起來，我在自肅期間幾乎沒有爬過樓梯，所以現在無論我人在車站或校園，都懷著一顆感恩的心開心地爬樓梯。

---

④最大攝氧量（VO2 Max）：意指運動時每公斤的體重每分鐘可吸入體內的最大氧氣量，是有氧運動體適能中評估心肺功能最根本的測量依據。

◆為每週運動一次不憂鬱

最後，老是發懶無法規律運動該怎麼辦，憑良心講，這只能加強自己對運動重要性的認知，至少養成星期日慢跑之類的運動習慣。心裡清楚適度運動可有效預防憂鬱症的話，就能將它視為鼓勵自己跑起來的動機。

儘管憂鬱症與運動關聯性的研究多不勝數，但這類研究主題在試驗計畫仍有執行上的難度。例如藥物的劑量，無論受試者是誰，每一天能用多少劑量都是已經決定好的；對照組用不含有效成分的製劑，也就是安慰劑，通常都是錠劑或粉末，準備起來並不麻煩。但運動就不一樣了，你無法設計出相當於安慰劑之「假性運動」的實驗條件。此外，要運動神經不發達的受試者慢跑一公里可能要他的命；但如果受試者是可以去參加超馬的選手，跑個一公里根本連熱身都還稱不上。運動種類也各有所好，有人喜歡團體運動，但也有人偏好安靜地自己跑步。每個人的體力、對運動的喜好各不相同，試驗設計實在難以界定。

不過，關於運動可預防憂鬱症的論點，有份可信度極高的研究。於挪威進行的《HUNT研究，Health Study of Nord-Trøndelag Count》是截至目前為止規模最大、涵蓋人口最全面的國際性大規模健康調查。調查共分兩階段，第一階段先蒐集受試者的運動頻率及強度之數據，經過一段時間後，在第二階段憂鬱症症狀的數據中加入干擾因子進行詳細的解析。

研究發現，受試者在第一階段**每週運動的時間越長，將來發生憂鬱症的風險就越低**。而且即使是輕度運動也有抗憂鬱效果，無任何研究顯示劇烈運動抗憂鬱的效果較佳。此外，研究最重要的結果之一，調整干擾因子的結果，如果所有受試者**每週都至少身體活動一小時以上，可降低百分之十二憂鬱症的發病機率**。

◆沒法運動，就增加日常的活動量

讀到持續至少每週一次的輕度運動，就能預防憂鬱症的論文，懶人如我也願意開始每週慢跑一次，運動出個汗。雖然這種程度的運動量，尚不足以預防慢性病或減重。然而，根據聯合國世衛組織以「失能校正年[5]（DALY, Disability-Adjusted Life Year）」為指標，評估疾病對社會經濟負擔的報告指出，憂鬱症在二〇〇四年已排名第三，預估二〇三〇年將竄升到第一位。

在容易缺乏運動的遠距工作時代，憂鬱症等心理健康問題將越來越迫切。我經常被問到，究竟要運動到什麼程度才夠？我想如果是利用假日，一週一次的頻率，應該算是不難辦到吧！換句話說，如果一週一次的好好運動都做不到，在檢討有沒有心要運動之前，可能要先擔心是否過勞，或有身心失衡的狀況。

就維護心理健康的觀點來說，我推薦最實際的簡易運動是：

- **一週運動一次。**
- **儘量爬樓梯。**

這應該不是個很難開始的目標，要不要試試看呢？

---

⑤ 失能校正年：（disability-adjusted life year, DALY）是測量疾病對人所造成影響的單位，指一個人因罹病而早夭或失能所造成的生命損失年數。一個 DALYs 是指一個人失去一個健康年，DALYs 相當於生命損失人年數（Years of Life Lost, YLLs）加上失能損失人年數（Years Lived with Disability, YLDs）之和。

整復、整脊、針灸，同步照顧身與心

◆腰痛照顧好，精神免煩惱

遠距工作下，個人健康管理比過往更加重要。應該很多人跟我一樣，開始自己在家頻繁地伸展。由於不方便去健身房，建議各位自己做或請教練線上指導，在家裡自行練習。

然而自己做的效果終究有限，我認為遠距時代下最重要的健康投資，就是找到擁有專業技術的專家為自己「保養」。具體來說就是**按摩、整復或整脊**，這些事自己實在是做不來。這些修復型的保養，被歸類在「替代醫學」的領域。如果以「替代」就醫或服藥負擔較大的現代西洋醫學意義來看，這類保養非常有價值。

我先簡單介紹一下按摩、整復跟整脊的差異。同時也邀請長年為我整脊的脊骨神經治療師，豐洲脊骨神經治療所所長伊藤友圓為以下內容進行審訂。

指壓、按摩，是藉由手指揉捏、按壓、敲打、撫摸身體的表面，用以改善血液淋巴的循環；整復，源自東洋醫學及日本古代武道，透過手技將身體的歪斜、偏移調整回原本的位置，改善身體不適；整脊，以西洋醫學為基礎矯正錯位的骨盆、脊椎，調整骨架平衡，調節神經促進血液循環，緩解肌肉緊繃及疲勞以保持健康。

這麼多的選擇，不禁令人猶豫究竟該選哪一種？但好像也能上網爬文，判斷自己可能會適合哪項，或者全部試過一輪後再選擇。有朋友推薦自然是更好，因為可以大致先掌握師傅的人品跟手法特色，資訊正確度應該會比網路評價高更多。

還有另一個廣為人知的療法是**針灸**。在美國，中醫針灸（Acupuncture）疼痛舒緩上是一項非常受歡迎的替代治療[6]。針灸是以針灸針刺激人體穴位，從而改善病症。即使腰痛去看骨科，除非患者需要專門的椎間盤突出治療，否則醫師的處置大多是開止痛藥或貼布，後續再評估追蹤。因此，針灸對有腰痛宿疾的人來說是非常重要的替代治療。

事實上，**腰痛對精神方面也是個不容小覷的症狀**，研究證實多達百分之二十到二十五的腰痛患者有憂鬱症狀。而剛剛所介紹的保養方法，不但能鬆開肌肉跟關節的緊繃，還可調節自律神經功能，對心理健康有不錯的效果。

腰痛固然很不舒服，但我在療程中與治療師針對身體及社會狀態的意見交流更是珍貴。即使彼此沒意識到，但在某種程度上也**發揮了部分心理諮商的功能**。

◆單手操作、長時間低頭，小心「簡訊頸」找上你

低頭看手機螢幕時，經常容易忽略頭部過於前傾，容易引發「簡訊頸」。原本保有自然弧度的頸椎，會因為不斷前傾而逐漸變直，在日本稱這種症狀叫「直脖子」，英語系國家則因為人們經常低頭，用手機打簡訊，所以稱之為簡訊頸。

雖然我們已經談過上半身前傾的風險，但在此我想再多談一點「簡訊頸」。

人類頭部的重量約占體重的百分之十，大概是一顆保齡球的重量。這顆沉甸甸

⑥針灸在台灣被定義為具侵入性治療，是執業中醫師方能從事鍼灸治病之醫療行為。

的頭要是比正常狀態更往前傾，會給頸部後側肌肉跟背肌帶來相當大的負擔。不知不覺長時間、習慣性前傾向下的姿勢，頸椎自然的弧度會消失，而且會壓迫到血管跟神經，造成肌肉的負擔。除了頸部疼痛，還會有肩膀僵硬、頭痛等各種身體不舒服的症狀。

已經因為文書工作經常低頭前傾了，工作之餘若又繼續低頭滑手機，將使得罹患簡訊頸的風險大增，日常生活中對頸部有害的行為絕不僅僅於此。原因在於多數人都是單手滑手機，保持相同姿勢的固定焦距，以及連續長時間滑手機。

前面曾談到簡訊頸除了會導致頸部疼痛、肩膀僵硬，還可能引發頭部後側疼痛、**暈眩**、**眼部疼痛**、**視力障礙**、**顳顎關節痛**、**胸部疼痛**或類似頸部揮鞭症[7]等各種症狀。

◆低頭姿勢讓精神狀況變差

簡訊頸也會影響心理健康，只是目前尚未有足夠的科學研究可以證實簡訊頸與心理健康之間的關係。不過，已經有研究證實**低頭前傾會導致情緒低落**。

紐西蘭奧克蘭大學研究小組將七十四位志工分成兩組進行實驗。一組採直立姿勢回答模擬面試，另一組則採低頭前傾的姿勢回答問題。研究結果發現，比起抬頭挺胸回答的受試者們，低頭回答的受試者多呈現自尊心低落、心情沮喪，而且回答的內容也相對負面。

在簡訊頸真的讓人全身疼痛不舒服以前，低頭就已經先讓人消極負面了。更遑論當疼痛或暈眩出現，將對心理健康造成更嚴重的打擊。

不想變成簡訊頸，也不想腰痛的話，可以試試看書中介紹過筆電或手機專用支架，效果還不錯。但是這樣還不夠，長時間、習慣性低頭前傾對身體毫無益處可言，還是建議每十五到二十分鐘就必須讓低頭回正。利用「20．20．20」法則舒緩眼睛疲勞時，也別忘了**伸展一下頸部，讓姿勢回正**喔！

⑦ 一種急性頸部拉傷，患者在無預警狀況下，頭頸被大力前後甩動，使得頸部如鞭子般抽動，造成頸部錯位或周遭組織如軟骨、肌腱、韌帶及神經血管的拉扯傷害。

正向、幽默是心靈的最佳夥伴

◆四種幽默類型與心理健康

各位，最近有沒有什麼經驗讓你覺得好玩，或有趣到忍不住笑出來？新冠疫情席捲全球後，多數人感覺到的盡是寂寞空虛、無聊、煩悶焦慮等負面情緒，腦海裡不太會浮現開心愉快的回憶。

正因為面臨疫情嚴峻的時代，**「幽默」跟「笑」對於守護心理健康就更加重要**。精神科醫師維克多．弗蘭克在經典名著《向生命說 YES！》中，提及自己被囚禁在集中營裡，苦中作樂地寫作，寫下「總之就是開開彼此玩笑，極力自我解嘲，當然也少不了嘲笑別人。」的句子。

弗蘭克也用「**幽默是心靈用來抵抗外界、自我保護的一項武器**。」告訴我們，即使身處於遠距工作面臨極大的壓力，人為了維護心理健康一定要保持幽默。

這裡現在是在大學的課堂裡，我會詢問學生這個問題——什麼是幽默？也就是幽默的定義，但我想這並不是個好回答的問題。搜尋Google的話會得到，幽默一詞源自於古希臘時代的「氣質」，但此處我想用在大學精神醫學部學習過的，或讀書得到的內容來思考。

在現代心理學及社會學中，幽默是溝通的一環，可以保持並強化身心健康。幽默也可分左列四種風格：

①說些有趣的或看場合的話，來逗樂他人的「**親和型幽默**」。
②面對困難或壓力，自我激勵的「**自我提升型幽默**」。
③犧牲自己，搞笑取悅他人的「**自我貶抑型幽默**」。
④以攻擊他人為樂的「**攻擊型幽默**」。

至於哪一種幽默風格比較好？相信不需要我多做說明。

◆幽默跟笑是可以戰勝壓力

幽默為何對心理健康有益？其一是因為幽默可以影響我們最在意的「**人際關係**」。

前面列舉的類型①跟②，可以幫你在周遭人面前營造良好的印象，人際關係變得更圓滑。相反地，類型③跟④對任何關係都沒什麼正面影響，尤其④的攻擊型幽默更是會破壞人際關係，無論何時都很不可取。

再來是使用幽默後，自己內在產生的心理狀態。類型①跟②的人，自己的心態會變得更樂觀積極，保持幽默不管對周遭的人或對自己，都帶來良好的心理影響。

不過在這裡要小心的是，因為文化背景不同，每個國家的幽默方式都不一樣。我在美國留學時，對於面對何種困難都不忘幽默的「美式幽默風格」印象深刻。這種幽默感對日本人來說是怎樣也學不來的。

可惜的是，日本人尚稱不上幽默。再者，日本人對幽默的解釋，確實也跟其他國家不太一樣。例如謹守謙卑文化的日本，就不像其他國家，對③的「自我貶抑型幽默」抱持負面印象。

還有日本十分重視「恥」的文化。例如上課或開會時，日本人主動發言、積極發問的情形遠不如歐美普及，原因之一在於「怕丟臉」。如果「恥」的情緒太過強烈，就很難對生活中的困難或愚蠢一笑置之。從旁觀者的角度看，無法接受自己愚蠢又可笑時的樣子，也很可能因此累積壓力。

過度自我貶抑，即使自己跟周圍都在笑，但內心也是會在意、受傷的，我是不太建議這種自我貶抑型的幽默啦。雖然說日本人沒法像美國人那樣的幽默，但日本也有《M-1 大賽》跟《短劇之王》之類的日式幽默。欣賞自己喜歡的搞笑藝人跟多看很有哏的影片，也能增加幽默感。只是要注意，千萬不要畫虎不成反類犬，變成④的攻擊型幽默。

不只自己笑，也讓其他人一起笑，就利他行動的層面來看，幽默有益身心健康。但是絕對不能拿對方的基本認同、出生地、學歷、性別或外表來做文章。雖然不是關西人，但也可以模仿關西人適切地在日常對話中加點有趣的哏。英文稱「哏」為 Punchline，意指段子中的笑點、最值得聽的地方。美式幽默或許也是鋪哏訓練之下的產物吧。

擁有將壓力回彈的能量，也就是「復原力」強的人，懂得包融新冠疫情這類生命中無從改變的事物，以**正向態度面對人生的困境與失敗**。而且懂得運用幽默重新審視生命中的悲劇或恐懼，透過笑，帶領周遭人一起將情緒往好的方向疏通。幽默跟笑是一種復原力，也是我們稍後介紹的「負性能力（Negative Capability）」中不可或缺的準備。

「創傷後成長」提升後疫情時代的復原力

◆疫情來襲，你的抗壓能力提升了嗎？

相信不少讀者已經很熟悉「復原力」一詞了。美國總統歐巴馬在二〇〇九年的就職演說就用到這個詞，在當時還引起不少討論。十年過去了，復原力的重要度絲毫未減，更因為新冠肺炎這個世紀大瘟疫而再度受到矚目。

「**復原力**」（Resilience），也被譯作「**心理彈性**」或「**心理韌性**」。有些人會以「抗壓性」來詮釋。復原力是心理學術語，意指個體面對逆境時，以韌性回彈適應良好並存活的能力。

即使經歷重大災難後的撕心裂肺，也不是所有人都會罹患憂鬱症或創傷後壓力症候群。有些人擁有較高的「復原力」，即使遭逢困境、危機或強大的壓力，還是能挺過困難重新振作。這當中的差別，就在復原力。

雖然有許多腦科學的相關研究，但擁有復原力的人的獎勵系統，對於多巴胺減少有高度的耐受性，面對索然無味的無聊狀況相對較能忍受。不過在復原力比過往任何時刻都更重要的今日，不需要進公司的線上作業或自我約束的減少出門，保持社交距離等習慣越來越普遍，人與人之間也越來越缺乏連結。

在如此嚴峻的狀況下，人們很難獲得復原力將成為一個隱憂。

人與人之間連結、互助是提升復原力最有效的手段之一。與人的互相幫忙，可活化大腦與獎勵系統相關的區域（多巴胺、依核等）。很多人以為多巴胺只是喜悅、動機、對未來期待的神經傳導物質，事實上多巴胺也有具備提升認知彈性與綜觀全局的能力。助人之類的利他行動，與復原力、精神健康、幸福感有關，而且比起受人幫助，自發性地幫助他人更能增進精神健康。從這裡我們就能了解，自肅警察對他人攻訐撻伐的行為，事實上是在折損自己的復原力。

提升復原力最有效的辦法還是好好調整睡眠，養成規律的運動習慣，保持良好的社會溝通，並且**練習修正「兩極化思考」、「應該的思考」等扭曲的基模**。

但話說回來，在歷經一年有餘的疫情摧殘，現代人也或多或少培養出一些復原力，甚至已經成為一個心理韌性堅強、復原力亦高的人也說不定。這種「**創傷後成長**（PTG：Posttraumatic Growth）」的現象，會在我們體內自然發生。

◆衝破逆境的創傷後成長

創傷是指在遭逢天災、重大意外、犯罪等攸關生死的患難經驗，或目睹事件現場等體驗，感受到強烈的痛苦、恐懼，記憶殘留在心裡所造成的嚴重心理傷害。創傷後壓力症候群（PTSD, Post-traumatic stress disorder）則是指留下來的創傷，以憂鬱、焦慮、惡夢、創傷重現（情境重現 Flashback）的形式，迫使患者長期承受痛苦折磨。

但事實上，創傷也發揮了心靈成長的功能，我們稱之為「創傷後成長」。災難、意外或生命中的重要人物死去，絕對是人生中最艱辛的體驗，也是最大的苦痛，同時也能讓我們從精神層面上長出力量。

紐約州立大學水牛城分校馬克・D・席利博士，進行了一項模擬創傷經驗的逆境經驗頻率與心理健康的研究。調查結果呈U型曲線，研究證實逆境經驗頻率適中的人，健康上的風險最低；但逆境經驗次數最少或最多的人，大多都有憂鬱的症狀、健康狀況不佳、對人生的滿意度也偏低。

研究還發現，罹患人類免疫缺乏病毒（HIV）／後天免疫缺乏症候群（AIDS）的女性患者當中，有百分之八十三在經歷疾病的打擊後，更感受到自己的成長；百分之九十九的緊急救護技術員在執行任務過程中經驗過創傷，卻在之後發現自己變得更有力量。從這份調查中我們了解到，穿越逆境的經驗提升了復原力，並且帶來創傷後成長。

所謂的創傷後成長，不單指身心受創者恢復到原本的狀態，而是比災難或事件前，產生更積極與正向的生命改變及成長，例如「**感覺自己更堅強**」、「**改變對死亡態度**」、「**認知到人際關係的重要**」、「**對生命充滿感謝**」、「**生活型態上的變化**」或「**希望（對新事物的關心）**」等，**往復原方向的變化及成長**。

雖然「新冠疫情」是天災也是人禍，但終歸是一場災難，僅此而已。從另一個角度來看，新冠肺炎走向最後階段到疫情平息的過程中，人們很可能在災禍下，經驗到創傷後成長。

面對這場災禍，很多人都會想：「如果沒有這場疫情的話……」但我認為在這種狀況下，感到憤怒、不甘心的同時，還能保有對生活型態的挑戰、新事物的好奇心等等對未來的想望，都將支持我們在後疫情時代浴火重生。我認為透過疫情，實現創傷後成長並強化心理韌性的人，應該不在少數。

負性能力：面對不確定狀態的耐受力

◆面對未知的惶惶不安

疫情時代下，另一個備受矚目的概念便是「**負性能力（Negative Capability）**」。將負性能力概念引進日本的是帚木蓬生醫師《負性能力——面對無解狀態的耐受力（暫譯）》（朝日選書），這是一本疫情下會帶給日本大眾極大力量的書，由衷推薦大家閱讀。根據這本書的內容，我想將負性能力用自己的角度做詮釋。

負性能力在帚木醫師的書中被定義為「**在悖離邏輯、凡事不確定、懸而未決的狀態下，不抗拒不迴避、耐受包容的能力**」。世界上充斥著各種《第一次○○就上手》或《超級○○術》等實用書，包含本書在內，我自己也寫過不少這種書。由此可見，世人都在尋求一種實用的解決方案跟方法。

在考慮有沒有用之前，**一般人對沒有答案的事物都會感到焦慮，試圖尋求解答**。大學生最常掛在嘴邊的是，考卷一定都有正確解答，但在大學學習卻沒有絕對的答案，所以才更令人困惑。

負性能力正是在不確定中，面對無解的問題時，不一味尋求解決方法，保持泰然處之的能力。無論高中生、大學生或即使出了社會，唯有身處於未知，才能培養出負性能力。面臨著連專家間也意見分歧，不知道何者才是正確解答的新冠肺炎疫情，以及未曾經驗過的後疫情時代，人們需要的無疑正是這種能力。

◆與「接納自己」息息相關的負性能力

可惜的是負性能力的養成是沒有捷徑的。應該說，在尋求「祕訣」跟「方法」的那一刻，從負性能力的觀點來看就已經不適用了。帚木醫師寫下「安住在懸而未決的不確定中，不急著從焦慮中找出理性，允許自己繼續容忍下去。在容忍的過程裡，不斷地告訴自己『這正是在培養負性能力！』於是乎，耐受力也因此提升。」

這是多麼艱難又辛苦的訓練啊！

不過，**理解負性能力的概念與否，也會在復原力的滋長產生差異**。但更重要的是，經歷一年多的疫情洗禮，也許我們都在不知不覺中，體驗到創傷後成長，還一併獲得負性能力。

負性能力意指忍受即使尋求答案也無計可施的狀態，或許十分類似心理歷程中的「**接納**」。大家應該都看過「接受自己原本的樣子」這句話，我也寫過類似的語句，但事實上接納自己不是個簡單的過程。接納並不單純是承認現實，我認為接納的步驟應該有以下四個：

- **認同有些事可以改變，但也有些事無法改變。**
- **捨棄不再有用的目標。**
- **下修對對方及社會的期待值。**
- **有意識地改變方向，好對能改變的事付出努力。**

接納與毫不抵抗的屈服不同，也並非放棄或停止努力。**接納是非常實際的評估，亦是主動積極的決策。**

◆挺得過，人生便精彩

關於負性能力的詮釋，光是仰仗帚木醫師的文字，拾人牙慧實在過意不去，請容我介紹在調查過程中發現的小故事，為本章做總結。

各位是否聽過威廉．奧斯勒博士？奧斯勒博士是加拿大籍內科醫師，被譽為現代醫學教育之父，只要是醫學院學生都會知道這號人物。已故日野原重明醫師經常介紹奧斯勒博士的生平或引用他說過的話，其知名度也因此提高。

奧斯勒博士曾說過以下這段話：

「**平凡日常生活中，沒有什麼比認知人生真實之詩更能帶給你力量。而人生真實之詩，體現於凡人、平凡的勞動者、女性的愛與喜悅，悲傷及喟嘆。**」（《醫學之心——威廉．奧斯勒博士的一生（暫譯）》日野原重明著／岩波現代文庫。

日野原醫師本人雖然沒有白紙黑字寫出來，但我個人的解讀是，所謂認知藝術表現形式的「人生真實之詩」，其實等同認知我們「平凡的日常生活」，這份認知恰巧來自於負性能力。這些話原本是對著醫學院學生說的，但我認為也適用於一般人身上。在疫情警戒下過好每一天艱辛的日常生活，挺過隨之而來的後疫情時代，透過應對疫情的經驗學會負性能力，儘管不容易，但若能把這個過程當成豐富人生的練習，即使艱辛的狀況未改，我們面對壓力的心態也隨之不同。

與左右焦慮的「維持現狀偏誤」和平相處

◆希望「疫情再久一點」的心態，是不是很差勁？

我在書裡耗費大量篇幅，探討新冠疫情催化了遠距工作、視訊會議、線上課程等職場或教育現場的轉變，以及該變化如何讓大眾暴露在前所未有的壓力下，同時也為各位解說了壓力的應對方式。

雖然 mRNA 疫苗的有效性看來已經逐步實現了，但我想請大家想像一下，假設不久的將來就像電影《全境擴散》（二〇一一年美國上映，麥特・戴蒙主演）的劇情一樣，有效果卓越的疫苗問世，全世界人都能獲得接種，「一口氣消滅新型冠狀肺炎！」然後政府宣布：「下禮拜開始，我們就回歸新冠肺炎疫情前的生活吧！」時，你會打從心裡覺得開心嗎？

筑波大學斎藤環教授提到某些人「不希望疫情結束」的心理，也有人稱為「**疫情失落**」或「**疫情矛盾心理**」（**對某一事物同時產生兩種完全相反的情緒反應**）。斎藤教授分析，媒體肯定不希望疫情結束，另外還有一類人是即使非富裕階層，但只要工作能遠距處理，其實他們也不希望這場疫情太快落幕。

講得誇張一點好了，對媒體來說，從只要邀請幾個自詡專家的名嘴，危言聳聽、煽動人心就能抓住觀眾視線這點來看，新冠肺炎疫情絕對是近年來難得一見的好題材。訴諸大眾恐懼心理的報導或節目，愛做多少就做多少，再加入疫苗這種題材，強調疫苗不確定性的報導，依舊大受歡迎。

此外，對那些因為疫情影響轉變為遠距工作者，嚐到不同工作方式的人來說，要回到疫情前每天去公司上班的日子，說實在還比較煩呢。但就算知道這種想法不可取，內心深處還是隱隱約約希望「啊～～好不想要疫情結束啊！」或「疫情如果可以再延續一下該有多好！」的心態。

遠距工作不必去擠人滿為患的電車，不必忍受交通壅塞，再也不必早起、不必通勤，更不必應付麻煩的主管跟同事。我個人最受惠的就是線上會議，不必趕赴遙遠的會場，只要連上線，在家或在路上都可參加。從這點來看，**不可否認疫情警戒下的自肅生活，顯然免除通勤及一部分由人際關係造成的壓力**。雖然線上會議的疏離感一直讓我很卡關，連我這種對開會感到棘手的人，在習慣之後也就只感受到方便性，覺得再也回不去了。我相信應該很多人都有類似的想法。

◆有方法降低反彈性焦躁嗎？

不久的將來，「**反彈性焦躁**」也會成為一個問題。雖然有人對傳染力不斷增強的新冠病毒變異株憂心忡忡，但我認為疫情平息後，面對新型態生活變化的焦慮，最終將成為現代人在後疫情時代生存的更大挑戰。為什麼呢？因為人們在疫情中察覺到疫情前真實生活的矛盾，更發現對自己真正重要的東西，**根據這些「學習效果」，有不少人的價值觀已經被徹底地扭轉**。

再者，從「習慣疫情」的現狀，到被迫接受轉變的後疫情時代，感到不安的

「**維持現狀偏誤**」，也是一種反彈性焦慮。如前述，維持現狀偏誤是指迴避改變，期待保持現狀的心理。期待避開因變化產生的損失，直接按照預設的既定狀況等，人類往往認定**現狀的改變是損失，傾向於執著現況**。就這層意義上來說，「後疫情時代」也是一場如何克服維持現狀偏誤的嘗試。

日本已經在二〇二〇年五月政府解除第一次緊急事態宣言時，經歷過一次反彈性焦慮了。雖然久違的通勤讓人體驗到超乎想像的疲累，但面對疫情期間的一切，應該不只我一個會在心裡抱怨「虧你這些人做得出這種蠢事！」、「太痛苦了，我不行了！」吧！

維持現狀偏誤來自於「得到一百圓沒什麼了不起，但別要我多付一百圓。」這種過度恐懼損失，勝過獲得等值東西的「損失厭惡」現象。如果能正確衡量、認知損失的範圍，反彈性焦慮便可獲得緩解。至於**如何應對「疫情失落」及「反彈性焦慮」，請回頭參考「維持現狀偏誤」的因應策略**。

疫情結束後，是要完全回歸到像疫情前一般，重回辦公室實體工作？或是部分延續疫情期間時的工作型態？光是有沒有意識到這一點，心理就有所不同。是該遠距工作還是回辦公室，若是回公司天數比例又該如何拿捏……這些事如果能直接跟公司確認當然很好，但事實上很多企業也對這些未來方針都還無法明確掌握。

這點當然必須由基層的第一線員工，將意見往上反映給上層。在日本，政府機關單位雖然鼓勵遠距，但實際上還是有希望回到辦公室上班等各種矛盾，仰仗高層決定是不會順利的。除非讓所有人都參與其中，真實傳遞表達基層員工的意見，否則將不會有任何改變。或許可以投書公司意見箱或寄電子郵件，努力將現場員工的意見轉達給主管知道。

就個人來說，即使不需要過度擔心，但是一場疫情後對大家帶來的影響，在疫情平息後也不可能完全消失。如果每個人能對自己在後疫情時代的生活樣貌有個清晰的願景與想像，或許就能擺脫這些為了維持現狀所產生的焦慮與不安。

／結語／

學習為自己的休息法

著手撰寫「結語」時，時序恰巧落在二〇二一年的七月初。席捲全球的新冠肺炎疫情，始終未看到明確的平息跡象。讀者之中，有人因為確診而身心煎熬，也有人因為疫情而失去摯愛的家人或朋友。請允許我在此致上最深切的慰問。

相信各位在讀到本書時，這世界肯定又有巨大的轉變。極可能的情況是，發現書中的內容已然過時，或是不符合當下的現況。二〇二二年已經到來，未來究竟會走向何方？我也著實無法預測。然而，回顧過往歷史幾次傳染病大流行，這場疫情終將有平息的一天。

新冠疫情結束之後，遠距工作型態會消失嗎？據傳 Apple、Google 等美國企業現在已恢復一週進辦公室三天，原本勢不可擋的遠距工作型態，似乎有因為疫情趨緩而慢慢地退燒，回到傳統的態勢。不過，這項重返辦公室計畫似乎引發內部反彈，也很難強制員工完全恢復一週進辦公室工作五天。

至於日本的遠距工作型態會走向何方，尚未有定論。不過如前述，我幾乎可以說，我們恐怕無法再重回過往的工作型態了。就算社會情勢回返疫情前，遠距或線上工作讓生活更有效率，最重要的莫過於人類對於「過得像個人」的追求，將永不止息。

二〇二〇年以後，大眾的工作方式產生巨大的轉變。應該有不少讀者感受到有別於進辦公室實體上班的疲勞跟壓力，甚至還會困惑與煩惱。我身邊也聽到不少聲音表示「明明沒出門，也沒跟人碰面，但就是好累」、「感覺到和以前不一樣的壓力」，以如何與這類新型態疲勞、壓力共處為主題的演講或專欄邀約，確實也增加了不少。

本書的內容，主要是以我在「如何應對遠距工作或新冠疫情的壓力」演講中分享的內容，以及二〇二一年一月十三日，我在早稻田大學綜合研究中心所主辦之教師專業發展講座（Faculty Development，提升大學教師教學能力之研習），以教職員為對象的講座內容作基礎。我想藉此機會，表達我對早稻田大學所有相關人士的感謝，尤其人類科學學術院森田裕介教授，以及綜合研究中心蔣妍講師，讓我有機會在教師專業發展講座分享所學，在此致上最誠摯的謝意。

在「結語」完成的同時，我要起身伸展一下，讓眼睛好好地休息，順道也幫自己煮杯好咖啡。由衷期盼，也祝福各位讀者，能在面臨新工作型態的疲勞跟壓力下，找到最適合自己的休息法，好好地療癒自己。

二〇二一年七月中旬 於東京都自宅（遠距辦公中）

西多昌規

參考文獻

Chapter1 壓垮身心靈的數位過勞

影像疲勞：視訊疲勞最大關鍵

- Bailenson JN. Nonverbal overload: A theoretical argument for the causes of Zoom fatigue. Technology, Mind, and Behavior,2（1）, 2021.
- Ambrus GG et al. Getting to know you: emerging neural representations during face familiarization. J Neurosci.2021;41（26）:5687-5698.

「20．20．20」法則，有效舒緩眼睛疲勞

- American Academy of Ophthalmology 2020
- Lawrenson JG et al. The effect of blue-light blocking spectacle lenses on visual performance, macular health and the sleep-wake cycle: a systematic review of the literature. Review Ophthalmic Physiol Opt.2017;37（6）:644-654.
- 日本眼科學會發表須審慎評估兒童配戴濾藍光眼鏡之意見 2021 年 4 月 14 日

聲音疲勞：影像與聲音的時間差

- Schoenenberg K et al. Why are you so slow?-Misattribution of transmission delay to attributes of the conversation partner at the far-end. J Human-Computer Studies 2014;72（5）:477-487.
- Bennett AA et al. Videoconference fatigue? Exploring changes in fatigue after videoconference meetings during COVID-19.J Appl Psychol 2021, 106（3）, 330-344.

弱化注意力的線上會議與多工任務

- Loh KK et al. Higher media multi-tasking activity is associated with smaller gray- matter density in the anterior cingulate cortex. PLoS One.2014;9（9）:e106698.
- Ophir E et al. Cognitive control in media multitaskers. Proc Natl Acad Sci U S A. 2009;106（37）:15583-15587.
- Shin Y et al. Selfie and self: The effect of selfies on self-esteem and social sensitivity. Personality and Individual Differences.2017;111:139-145.
- Morris B. Why Does Zoom Exhaust You? Science Has an Answer. Wall Street Journal.27 May 2020, Accessed 1 Mar 2021.

上半身前傾的風險：又沒勞動怎會這麼累？

- Nachemson AL. The lumbar spine: An orthopaedic challenge.Spine.1976;1（1）:59-71.

站立式工作桌，減少黏在椅子上的時間

- van der Ploeg HP et al. Sitting time and all-cause mortality risk in 222 497 Australian adult. Arch Intern Med. 2012 ;172（6）:494-500.
- Koyama T et al. Effect of Underlying Cardiometabolic Diseases on the Association Between Sedentary Time and All-Cause Mortality in a Large Japanese Population: A Cohort Analysis Based on the J-MICC Study. J Am Heart Assoc.2021;e018293.doi:10.1161/JAHA.120.018293.Online ahead of print.
- Gilchrist SC et al. Association of Sedentary Behavior With Cancer Mortality in Middle-aged and Older US Adults. JAMA Oncol.2020 ;6（8）:1210-1217.

女性比較容易 Zoom 疲勞？

- Fauville G et al. Nonverbal Mechanisms Predict Zoom Fatigue and Explain Why Women Experience

Higher Levels than Men（April 5, 2021）.Available at SSRN: https://ssrn.com/abstract=3820035 or http://dx.doi.org/10.2139/ssrn.3820035

忙到爆炸了嗎？五個方法有解

- Vredeveldt A a et al. Eyeclosure helps memory by reducing cognitive load and enhancing visualization. Memory & Cognition, 2011;39:1253-1263.
- Guendelman S et al. Mindfulness and Emotion Regulation: Insights from Neurobiological, Psychological, and Clinical Studies. Front Psychol.2017;8:220.

提高投資報酬率，疲勞感就會降低

- Boksem MA & Tops M. Mental fatigue: costs and benefits. Brain Research Reviews.2008;59:125-139.
- van der Linden, D. The urge to stop: The cognitive and biological nature of acute mental fatigue. In: Ackerman PL, ed. Decade of Behavior/Science Conference.
  Cognitive fatigue: Multidisciplinary perspectives on current research and future applications. American Psychological Association;2011:149-164.
- Donaldson ZR & Young LJ. Oxytocin, vasopressin, and the neurogenetics of sociality. Science.2008;322:900-903.
- Mason MF et al. Look into my eyes: gaze direction and person memory.Memory.2004;12:637-643.
- Bennett AA et al. Videoconference fatigue? Exploring changes in fatigue after videoconference meetings during COVID-19.J Appl Psychol 2021, 106（3）, 330-344.

Chapter2　重整你的混亂作息

線上工作從「早晨的儀式」開始

- Pachito DV et al. Workplace lighting for improving alertness and mood in daytime workers. Cochrane Database Syst Rev. 2018;3（3）:CD012243.
- Torii H et al. Violet Light Exposure Can Be a Preventive Strategy Against Myopia Progression. EBioMedicine.2017;15:210-219.
- Brightlight ME ＋ https://brightlight-store.ovtp.net/
- Luce Glass https://www.dencom.co.jp/product/lg/index.html

用例行公事保持生活節奏

- 博報堂 DY 媒體合作夥伴・媒體環境研究所 中央定點訪問

因為線上，更需要可以持續的「樂趣」

- Clouston T. Clinical Lectures on Mental Diseases. London: Churchill;1896.
- Schneider B, Ainbinder A, Csikszentmihalyi M. Stress and working parents. In: Haworth J, Veal A, editors. Work and Leisure. London and New York: Routledge; 2004.pp. 145-167.
- 安娜希斯塔西亞・新井・卡桑托尼（Anastasia Arai Katsantoni）。《希臘人的智慧——不必出遠門也能「享受休息」》東洋經濟 ONLINE。2020 年 7 月 18 日 https://toyokeizai.net/articles/-/363126

小睡一下，以清醒的腦袋繼續工作

- Romdhani et al. Caffeine Use or Napping to Enhance Repeated Sprint Performance After Partial Sleep Deprivation: Why Not Both? Int J Sports Physiol Perform.2021;16（5）:711-718.
- Nishida M et al. Effect of napping on a bean bag chair on sleep stage, muscle activity, and heart rate variability. In submission（2021）

睡眠時間增加了，「心理壓力」不減反增？

- Korman M et al.COVID-19-mandated social restrictions unveil the impact of social time pressure on sleep and body clock. Sci Rep, 2020;10（1）:22225.
- Ubara A et al. Self-Isolation Due to COVID-19 Is Linked to Small One-Year Changes in Depression, Sleepiness, and Insomnia: Results from a Clinic for Sleep Disorders in Shiga Prefecture, Japan. Int J Environ Res Public Health.2020;17（23）:8971.

睡不著？因為大腦「過度警覺」中！

- Kalmbach DA et al. Hyperarousal and sleep reactivity in insomnia: current insights. Nat Sci Sleep.2018;10:193-201.
- Lichstein Ketal. Relaxation for insomnia. In: Perlis M, Aloia M, Kuhn B, editors. Behavioral Treatments for sleep disorders: A comprehensive primer of behavioral sleep medicine treatment protocols.2011.

睡前滑手機真有這麼糟？

- Bedtime Procrastination（一不小心睡前做點什麼）
- Chung SJ et al. What do people do before going to bed? A study of bedtime procrastination using time use surveys Sleep, 2020 15;43（4）:zsz267.
- He JW et al. Effect of restricting bedtime mobile phone use on sleep, arousal, mood, and working memory: A randomized pilot trial. PLoS One.2020.10;15（2）:e0228756.
- Duraccio M et al .Does iPhone night shift mitigate negative effects of smartphone use on sleep outcomes in emerging adults? Sleep Health. Available online 16 April 2021.
- 年輕世代睡眠時間增加到八小時，難道是因為滑手機滑到「斷電秒睡」？· 2020 年 6 月 29 日 共同通信

線上工作的溝通可以提升睡眠品質

- Kamphorst BA et al. Too Depleted to Turn In: The Relevance of End-of-the-Day Resource Depletion for Reducing Bedtime Procrastination. Front Psychol.2018 4;9:252.

Chapter3 排除線上工作的孤獨感

孤單：線上遠距時的最大風險

- 2018 State of Remote Work https://buffer.com/resources/state-remote-work-2018/
- Holt-Lunstad J et al. Loneliness and social isolation as risk factors for mortality: a meta-analytic review. Perspect Psychol Sci.2015;10（2）:227-37.
- Kaye LK & Quinn S. Psychosocial Outcomes Associated with Engagement with Online Chat Systems, International Journal of Human-Computer Interaction, 2020; 36:2, 190-198.

「找人說說話」的心理成效

- https://www.yomiuri.co.jp/national/20210316-OYT1T50120/
- Yoshioka T, et al. Factors Associated with Serious Psychological Distress during the COVID-19 Pandemic in Japan.medRxiv.2021.

用「歸屬感」緩和孤單

- Twaronite K. The Surprising Power of Simply Asking Coworkers How They're Doing. Harvard Business Review, Feb 28 2019.
- Bennett AA et al. Videoconference fatigue? Exploring changes in fatigue after videoconference meetings during COVID-19.J Appl Psychol 2021, 106（3）, 330-344.

家人造成的焦慮怎麼辦？

- 根據 Babycome Inc. 的調查結果顯示，受訪者認為與新冠疫情爆發前相比，覺得現在夫妻感情「變得比較好」的，比「感情變差」的要多。不過，面對今後的夫妻關係，約有百分之四十的受訪者感到焦慮。歸咎理由也很清楚。引用 Babycome 股份有限公司問卷調查 2021 年 2 月 27 日。https://prtimes.jp/main/html/rd/p/000000219.000007518.html

掙脫「秒回恐懼症」的枷鎖

- Kushlev K & Dunn EW. Checking email less frequently reduces stress. Computers in Human Behavior, 2015;43:220-228.

Chapter4 數位過勞下的休息術

休息的「自我效能感」也很重要

- 厚生勞動省二〇二〇年就業條件綜合調查
- Ebstrup JF et al. Cross-sectional associations between the five factor personality traits and leisure-time sitting-time: the effect of general self-efficacy. J Phys Act Health.2013;10（4）:572-80.
- 守護心理健康不可退讓的底線——充足的「輪班間隔休息時間」
- Kubo T et al. Day-to-day variations in daily rest periods between working days and recovery from fatigue among information technology workers: One-month observational study using a fatigue app. J Occup Health.2018;60（5）:394-403.
- 邊度假邊工作（Workation），是學習「生活方式」及「工作方式」的大好機會
- NTT Data 股份有限公司 NTT Data 經營研究所
- 邊度假邊工作可望提高員工生產力並增進身心健康，以驗證邊度假邊工作效果為目的，進行實證

實驗 https://www.nttdata-strategy.com/newsrelease/200727.html（2020年7月27日）

Chapter5 跨越不安與憂鬱

後疫情時代的心靈檢視

- Ueda M et al. Suicide and mental health during the COVID-19 pandemic in Japan. J Public Health（Oxf）.2021;fdab113.
- Fushimi M. Student mental health consultations at a Japanese university and the current state of affairs on the increase in suicide victims in Japan during the COVID-19 pandemic. Psychol Med. 2021;1-2.
- Matsumoto Y et al. Factors affecting mental illness and social stress in hospital workers treating COVID-19: Paradoxical distress during pandemic era. J Psychiatr Res. 2021;137:298-302.
- Shiwaku H et al. Novel brief screening scale, Tokyo Metropolitan Distress Scale for Pandemi（c TMDP）, for assessing mental and social stress of medical staffs in COVID-19 pandemic. Psychiatry Clin.Neurosci.2021;75（1）:24-25.
- 新型冠狀肺炎疫情流行時的心理健康狀態自我評估量表（東京醫科齒科大學精神科製作）https://www.tmd.ac.jp/medhospital/covid-19/prevention/200423_seishin_check.html

疫情壓力、酒精與線上飲酒會

- Renaud S & de Lorgeril M. Wine, alcohol, platelets, and the French paradox for coronary heart disease. Lancet 1992;339:1523-1526.
- Wood AM et al. Risk thresholds for alcohol consumption: combined analysis of individual-participant data for 599 912 current drinkers in 83 prospective studies.Lancet.2018;391:10129 1513-1523.
- Topiwala et al. No safe level of alcohol consumption for brain health: observational cohort study of

25,378 UK Biobank participants.medRxiv.https://www.medrxiv.org/content/10.1101/2021.05.10.21256931v1

拒絕政論節目，避免情緒性偏見

- Eden AL et al. Media for Coping During COVID-19 Social Distancing: Stress, Anxiety, and Psychological Well-Being. Front Psychol.2020;11:577639.
- Greene JD et al. The neural bases of cognitive conflict and control in moral judgment.Neuron.2004;44（2）:389-400.

整理社群動態的同時，一同安頓好心理

- Sakurai R et al. Who is mentally healthy? Mental health profiles of Japanese social networking service users with a focus online, Facebook, Twitter, and Instagram. PLoS One.2021;16（3）:e0246090.
- Vanman EJ et al. The burden of online friends: the effects of giving up Facebook on stress and well-being. J Soc Psychol.2018;158（4）:496-507.

爬樓梯、每週運動，強化心理素質

- Shaw K et al. Wearing of Cloth or Disposable Surgical Face Masks has no Effect on Vigorous Exercise Performance in Healthy Individuals. Int J Environ Res Public Health.2020;17（21）:8110.
- Meyer P et al. Stairs Instead of Elevators at Workplace: Cardioprotective Effects of a Pragmatic Intervention. European Journal of Cardiovascular Prevention & Rehabilitation.2010;17（5）:569-75.
- Harvey SB et al. Exercise and the Prevention of Depression: Results of the HUNT Cohort Study. Am J Psychiatry.2018;175（1）:28-36.

整復、整脊、針灸，同步照顧身與心

- Bener A et al. Determinants of depression and somatisation symptoms in low back pain patients and its treatment: global burden of diseases. J Pak Med Assoc.2015;65（5）:473-479.

- Kiani AK et al. Neurobiological basis of chiropractic manipulative treatment of the spine in the care of major depression. Acta Biomed.2020;91（13-S）:e2020006.
- Damasceno, GM et al. Text neck and neck pain in 18-21-year-old young adults. European Spine Journal.2018;27.6:1249-1254.
- Nair S et al. Do slumped and upright postures affect stress responses? A randomized trial .Health Psychol.2015;34（6）:632-41.15.

正向、幽默是心靈的最佳夥伴

- 維克多・弗蘭克（2009）。《向生命說 YES！》呂以榮、李雪媛、柯乃瑜譯。台北。啟示。
- Álvaro Menéndez-Aller A et al. Humor as a protective factor against anxiety and depression. Int J Clin Health Psychol.2020;20（1）:38-45.

「創傷後成長」提升後疫情時代的復原力

- Isen, A. M（. 1990）. The influence of positive and negative affect on cognitive organization: Some implications for development. In N. L. Stein, B. Leventhal, & T. Trabasso（Eds.）, Psychological and biological approaches to emotion.1990, pp. 75-94.Lawrence Erlbaum Associates, Inc. Mahwah, NJ USA.
- Charney DS. Psychobiological mechanisms of resilience and vulnerability: implications for successful adaptation to extreme stress. Am J Psychiatry.2004;161（2）:195-216.
- Olson K et al. Pandemic-Driven Posttraumatic Growth for Organizations and Individuals. JAMA.2020;324（18）:1829-1830.

負性能力：面對不確定狀態的耐受力

- 帚木蓬生（2017）。《負性能力——面對無解狀態的耐受力（暫譯）》。朝日選書
- 日野原重明（2014）。《醫學之心——威廉・奧斯勒博士的一生（暫譯）》。岩波現代文庫

與左右焦慮的「維持現狀偏誤」和平相處

- 《請教精神科醫師！新冠疫情明明令人厭倦，我卻有「疫情失落症」為什麼？》https://www.buzzfeed.com/jp/naokoiwanaga/covid-19- tamakisaito-1 2021年1月29日

國家圖書館出版品預行編目資料

數位過勞 / 西多昌規作 . 呂盈璇譯 -- 初版 . -- 臺北市：三采文化股份有限公司 , 2022.01
面； 公分 . --（Mind Map 232）
ISBN 978-957-658-714-6（平裝）

1. 健康法 2. 疲勞

411.1 110019736

suncolor 三采文化集團

Mind Map 232

數位過勞

睡眠專科醫師的 56 個休息提案，修復 online/offline 切換倦怠

作者｜西多昌規　封面插圖｜寄藤文平　譯者｜呂盈璇
主編｜王曉雯　主編｜黃迺淳　美術主編｜藍秀婷　封面設計｜李蕙雲
內頁編排｜新鑫電腦排版工作室　校對｜周貝桂

發行人｜張輝明　總編輯｜曾雅青　發行所｜三采文化股份有限公司
地址｜台北市內湖區瑞光路 513 巷 33 號 8 樓
傳訊｜TEL:8797-1234　FAX:8797-1688　網址｜www.suncolor.com.tw
郵政劃撥｜帳號：14319060　戶名：三采文化股份有限公司
本版發行｜2022 年 1 月 21 日　定價｜NT$380

suncolor

suncolor

suncolor